Annette Rexrodt von Fircks

Dem Krebs davonleben

Wir haben die Chance

W0059179

Ullstein

Besuchen Sie uns im Internet:
www.ullstein-taschenbuch.de

Hinweis:
Die Ratschläge in diesem Buch sind von der Autorin und vom Verlag sorgfältig erwogen und geprüft worden. Sie bieten jedoch keinen Ersatz für kompetenten medizinischen Rat. Jede Leserin und jeder Leser ist für sein eigenes Handeln selbst verantwortlich. Alle Angaben in diesem Buch erfolgen daher ohne jegliche Gewährleistung oder Garantie seitens des Verlages oder der Autorin. Eine Haftung der Autorin bzw. des Verlages und seiner Beauftragten für Personen-, Sach- und Vermögensschäden ist ausgeschlossen.

Der Abdruck der Gedichte von Erich Fried auf S. 47 und S. 199 erfolgt mit freundlicher Genehmigung des Verlags Klaus Wagenbach, Berlin:
Erich Fried, Du liebe Zeit, aus: Unverwundenes, © Verlag Klaus Wagenbach,
Berlin 1988
Erich Fried, Aufhebung, aus: Beunruhigungen, © Verlag Klaus Wagenbach,
Berlin 1984

Meditationsanleitung von Leonard Laskow auf S. 216 f.:
Leonard Laskow, OT: Healing with Love, Dt. Titel: Heilende Energie
Die Rechte an der deutschen Übersetzung von Maria Müller liegen beim Irisiana Verlag in der Verlagsgruppe Random House GmbH; Übersetzung Maria Müller

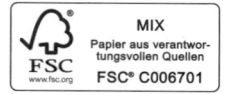

Originalausgabe im Ullstein Taschenbuch
1. Auflage September 2009
4. Auflage 2012
© Ullstein Buchverlage GmbH, Berlin 2009
Umschlaggestaltung: HildenDesign, München
Titelabbildung: © ullstein bild – Galuschka
Satz: KompetenzCenter, Mönchengladbach
Gesetzt aus der Adobe Garamond
Papier: Pamo Super von Arctic Paper Mochenwangen GmbH
Druck und Bindearbeiten: CPI – Ebner & Spiegel, Ulm
Printed in Germany
ISBN 978-3-548-37267-9

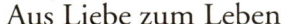

Aus Liebe zum Leben

Dass ich heute noch lebe, hatte ich damals, vor zehn Jahren, nicht zu hoffen gewagt. Ich wollte das Schicksal nicht herausfordern und maßlos sein, so wünschte ich mir nichts sehnlicher, als das erste Jahr nach der Krebstherapie zu überleben.

Jeden Morgen empfinde ich es als eine Gnade, aufwachen und den Tag begrüßen zu dürfen, und jeden Morgen mache ich einen inneren Freudentanz, denn ich liebe das Leben.

Inhalt

Hoffnung, Schwindel und wahre Helfer – Möglichkeiten der Selbstbehandlung

Jeden Tag bewusst erfahren – die Lebensweise

Damals – am Ende der Therapie

Ich konnte es kaum erwarten, hinauszugehen. Nie mehr wollte ich dieses Gebäude, diese fremde Welt, die mir mit der Zeit viel zu vertraut geworden war, betreten müssen. Mit Jacke, Kappe und Schal und trotzdem fröstelnd saß ich auf meinem Krankenbett. Es war Sommer, kein Wölkchen am Himmel, unendliches Blau. Die Kinder warteten zu Hause schon ungeduldig auf den Startschuss. Wir wollten Urlaub in Holland machen und uns erholen. Am Fußende lag bereits die seit den frühen Morgenstunden vollgepackte, knallrote Tragetasche, mein großes »Klinikreisebündel«. Ich wartete nur noch auf die Kopien meiner letzten Untersuchungsergebnisse und das Abschlussgespräch mit dem Arzt, danach würde ich nach Hause dürfen. Jetzt war der Augenblick da, den ich mir über Monate immer wieder täglich herbeigesehnt, ja regelrecht ausgemalt hatte.

Ein wahrhaftiger Behandlungsmarathon lag hinter mir. Ein Alptraum der Wirklichkeit. Aber ich hatte alles gut überstanden, nein, sogar mit reichlich Lebensqualität gemeistert. Und doch fühlten sich diese letzten Momente in der Klinik, der erträumte Abschied, nicht so an, wie ich es mir vorgestellt hatte.

Endlich war ich am Ende der Therapie angelangt, und doch stimmte irgendetwas gar nicht mit mir.

Sechs Monate zuvor hatte ich die niederschmetternde Diagnose erhalten: Brustkrebs im fortgeschrittenen Stadium. Von einer Sekunde zur anderen wurde damals meine Welt auf den Kopf gestellt und ich aus meinem jungen Leben als fünfunddreißigjährige Mutter von drei kleinen Kindern herausgerissen. Es war ganz so, wie John Lennon einst gesagt hat: »Leben ist, was dir widerfährt, während du andere Pläne schmiedest.« Danach hatten sich meine Tage und Nächte überwiegend in Kliniken abgespielt, im Griff der hochmodernen Medizin: zwei Brustamputationen, Hochdosischemotherapie, Strahlentherapie. Über Monate waren beutelweise Chemotherapeutika in meinen Körper geflossen, unzählige Tabletten hatte ich vertilgt und über sechs Wochen hinweg jeden Tag hinter verschlossener Stahltür unter gigantischen Apparaten, die mich bestrahlten, liegen müssen. Die Mediziner hatten alles getan, um meinem Krebs beizukommen, dennoch war meine Chance, die Erkrankung zu überleben, sehr gering.

Es waren der lauernde Tod an meiner Seite und die Sehnsucht nach Leben, unvorstellbare Ängste und unendliche Traurigkeit, die mich dazu trieben, selbst auch alles zu tun, um mit dieser lebensbedrohlichen Erkrankung überhaupt leben zu können, ihr Einhalt zu gebieten und die Heilung zu unterstützen. Auf weiter Flur hatte ich damit zunächst ziemlich allein gelegen, waren doch alle Menschen um mich herum – auch meine Liebsten – dermaßen über meine schwere Erkrankung geschockt, dass sie mir nicht helfen konnten. Letztendlich habe ich mir Wissen, Hoffnung, Mut, Kraft, Erkenntnis und Weisheit nur durch das Lesen und meine allmählich wachsende Erfahrung aneignen können. In diesen sechs Monaten habe ich stapelweise Bücher von Betroffenen und Ärzten über Krebs, das Abwehrsystem und die Selbstheilungskräfte, über Religion und Philosophie regelrecht verschlungen und dabei so viel gelernt wie noch nie zuvor. Die Bücher sind zu meinen treuesten Begleitern und wertvollsten Schätzen in dieser größten Krise meines bisherigen Daseins geworden. Mit ihnen habe ich eigene Strategien für das Leben entwickeln können und bin schließlich stark geworden.

Noch bevor ich viel darüber nachdenken konnte, was mich eigentlich – jetzt gerade, endlich am Ende der Therapie angelangt – bedrückte, stand ich auch schon mit Unterlagen und Gepäck an der Eingangstür der Klinik, um in die Freiheit hinaus zu gehen. Der Stationsarzt hatte mir beim Abschied noch den Rat gegeben, zunächst wieder in mein altes Leben zurückzukehren, es zu leben wie bisher. Nach drei Monaten sollte ich zur Kontrolluntersuchung kommen. Mir war aber ganz plötzlich, als könnte ich den Schritt zurück ins Leben nicht riskieren. Ein großes Wagnis, dachte ich, so weiterzuleben wie vor der Diagnose. Doch das waren immer die Empfehlungen der Onkologen gewesen, wenn ich sie danach gefragt hatte, wie ich denn nach der Therapie weiterleben sollte. Für einen Augenblick wollte ich zurücklaufen, zurück auf die Station, zurück in mein Zimmer, zurück in die »Sicherheit« der Medizin.

Gab es denn überhaupt noch dieses »frühere« Leben? War es auch gut und gesund gewesen? Immerhin hatte ich Krebs bekommen! Was sollte ich zukünftig ändern, was könnte ich besser machen? Was könnte ich selbst tun, um einen Rückfall zu vermeiden? Welche Vorsichtsmaßnahmen wären zu treffen? Diese Fragen schlichen wie ungeduldige und recht unbequeme Bewohner schon seit einigen Wochen in meinen Gedanken umher. Sie verlangten zügige Antworten, die es nicht gab, und so setzten sie mir immer dringlicher zu. Entsprangen sie der Ungeduld meines Herzens, und waren sie es, die mir jetzt gerade das Gefühl der Freude raubten? Ich wusste, dass noch ein langer, steiniger Weg vor mir liegen würde, bis ich in meinem Leben wieder das Gefühl der Geborgenheit gefunden haben würde.

Einleitung

Ungefähr vierhundertsechzigtausend Menschen erkranken in Deutschland jährlich neu an Krebs. Die meisten Betroffenen erhalten über Monate eingreifende und sehr intensive Therapien, und viele von ihnen fallen am Ende der Behandlung – ähnlich wie ich damals – in ein sogenanntes Therapieloch. Es ist die Angst vor dem Rückfall, die uns unsicher werden lässt, vor allem dann, wenn die Krebsart ein hohes Rezidivrisiko in sich birgt und die Mediziner uns mit den Worten: »Sie können eigentlich nichts tun, um einen Rückfall zu verhindern« in unser »altes« Leben zurückschicken wollen. Kehrt der Krebs zurück, ist er nach den heutigen medizinischen Erkenntnissen meistens nicht mehr heilbar. Für uns, die wir betroffen sind, würde es bedeuten: Leben auf sehr begrenzte Zeit, unendliches Leid, Schmerz, Siechtum – langsames Sterben? Den Rückfall gilt es auf jeden Fall zu vermeiden. Auf wackligen Beinen stehen wir nach der Therapie dann da und sollen unser früheres Leben wieder finden. Häufig fühlen wir uns allein, denn aus der »Krebsmedizinerhand« entlassen, suchen wir unser Leben und fürchten uns gleichzeitig davor, es viel zu schnell dann doch wieder zu verlieren.

Mit der elementaren Lebensfrage »Was kann ich selbst tun, um zu überleben?« beginnt für die meisten von uns die Suche nach dem Mittel oder den Möglichkeiten, die, allein oder in Kombination, das Immunsystem so stärken sollen, dass der Krebs keine Möglichkeit für eine Rückkehr erhält. Unseren »verwundeten« Augen wird das reichhaltige, viel versprechende Angebot auf dem Markt plötzlich sichtbar. Es lässt unseren Puls höher schlagen, denn es schürt Hoffnung auf Leben und gleichzeitig Ängste, möglicherweise die falsche Entscheidung zu treffen. Ja, wir sind empfänglich für die unzähligen Heil versprechenden Mittel und Therapien – und es wird mit unserer Angst viel Geld verdient. Wollen wir up to date sein, müssen wir fast ununterbrochen im Internet surfen, Zeitschriften durchforsten, Gesundheitssendungen verfolgen, Patientenveranstaltungen besuchen und verschiedenste Ärzte konsultieren. Doch häufig sind wir dennoch zu langsam, weil es beinahe täglich etwas Neues gibt oder gar eine frühere Empfehlung zurückgerufen wird. Wenn wir großes Pech haben, verlieren wir nicht »nur« Geld und Zeit, sondern jetzt bereits unser Leben, weil es gar nicht mehr das unsere ist.

Folglich gibt es für die meisten von uns das »alte Leben« gar nicht mehr. Es ist außerdem sehr fraglich, ob man überhaupt noch von einem »alten Leben« sprechen kann, wenn das Fundament unseres Daseins durch eine Krebserkrankung, die darauf folgende

Therapie und deren Nachwirkungen erschüttert wurde. Und wenn das Elementare, nämlich das Leben selbst, nicht mehr selbstverständlich erscheint, kann man das plötzlich als sehr befremdlich empfinden. Viele Betroffene erzählen, dass sich durch die Krebserkrankung alles verändert habe und nichts mehr so sei wie vorher. Von den körperlichen, beruflichen und sozialen Veränderungen einmal ganz abgesehen, selbst die größte Liebe kann sich durch die Erkrankung verändern oder »nur« anders anfühlen, von jetzt auf gleich können sogar der köstlichste Wein, das saftigste Steak oder das knusprigste Nutellabrötchen »traurig« schmecken. So ist das alte Leben dahin und das neue zumeist ein großes Fragezeichen, das verunsichert und nicht selten weh tut.

Damals begab ich mich mit der Entlassung in die vermeintliche Freiheit auf die Suche nach Antworten auf unzählige Fragen, die mich ganz und gar einnahmen und meinen Alltag bestimmen sollten. Ich wollte maximale Sicherheit und nie mehr eine Therapie machen müssen. Ja, mein größter Wunsch war es, alt zu werden, um lange, noch sehr lange Mutter sein zu können. So befand ich mich sehr schnell im Dschungel der Ratsuchenden und Ratgebenden, um die Fährte der Wahrheit zu finden: Was kann ich tun, damit der Krebs nicht wiederkehrt? Welche Möglichkeiten liegen in mir, was bietet mir die Komplementärmedizin? Wann wird Stress krebsfreundlich? Darf ich überhaupt noch zurück in meinen Job? Kann Schlaflosigkeit Krebszellen wecken oder das Immunsystem für Krebszellen erblinden lassen? Wie soll ich mich ernähren? Welche Sportart und wie viel davon ist gut? Was ist überhaupt sinnvoll? Muss ich auf alles »Ungesunde« verzichten, darf dafür aber leben? Welche Ratgebenden haben wirklich Ahnung und sind seriös? Welcher Arzt würde mich auf der Suche unterstützen können und mein Begleiter werden?

Ich wollte den grünen Faden – nicht den roten! – für das Leben finden, eine Antwort, ein Rezept auf die immer wiederkehrende Frage: Was kann ich selbst tun, damit ich gesund bleibe?

Heute, genau vor zehn Jahren, fing ich an, auf diesem Karussell Hunderter von Fragen herumzuwirbeln. Manchmal war mir schwindlig wegen der rasanten Geschwindigkeit, dann wieder ging es mir zu langsam, ein anderes Mal wollte ich aussteigen oder mich nur noch übergeben. Ich fand nicht schnell genug oder nur spärlich die gewünschten Antworten. Erst mit der Zeit, Schritt für Schritt und über Jahre erlangte ich Wissen, gewann Einblicke, die meinen Blick schärften, mich gelassener und auch kritischer werden ließen. So lernte ich allmählich, meine Fragen zu leben, und dabei wurde das Leben selbst mein größter Lehrmeister.

Über diesen Weg möchte ich in diesem Buch erzählen. Es ist kein allgemeingültiger Ratgeber, sondern meine ganz persönliche Geschichte, die mein Wissen, meine Erfahrungen und viele kritische Gedanken widerspiegelt. Geschrieben im Bewusstsein, dass sich jährlich Hunderttausende von Menschen in Deutschland in einer ähnlichen Situation wiederfinden, in der ich damals war, und dass Millionen nach Möglichkeiten suchen, einen Rückfall zu vermeiden. Ich weiß, wie hilfreich Erfahrungen von Betroffenen sein können, denn wir lernen immer voneinander. Ich habe es selbst erleben dürfen. Und deshalb schreibe ich dieses weitere Buch. Die Kapitel habe ich nicht in der Reihenfolge des zeitlichen Geschehens geordnet, sondern ich habe Themen gewählt, die mich in meinem jetzt zehnjährigen Leben »mit« Krebs beschäftigen und berühren. Ganz besonders dankbar bin ich den inzwischen zu Freunden gewordenen medizinischen Experten, die auf die eine oder andere knifflige Frage zu unterschiedlichen Themen in diesem Buch eine Antwort geben und sie auch verständlich begründen. Wissen ist meines Erachtens unerlässlich, um den ganz eigenen Pfad finden zu können – die eigene Mitte für Heilung und Lebensfreude.

Ich wünsche Ihnen, liebe Leserin, lieber Leser, der Sie von der Krebserkrankung betroffen sind, dass Sie Ihren Weg für das Leben finden mögen, auf dem Sie sich wohl fühlen. Und ich wünsche Ihnen, der Sie Helfer sind, als Angehöriger, Freund, Arzt oder im Pflegebereich, dass Sie den Erkrankten in seiner Ganzheit sehen und sich selbst nicht aus den Augen verlieren. Sollten Sie gar nicht betroffen sein, so mögen Sie dem Krebs entkommen.

Lassen Sie mich für eine Weile Ihre Weggefährtin sein – jetzt.

Leben mit Krebs –
Patienten, Ärzte und
tausend Meinungen

Wissen kann Leben retten

Will ich wissen?

Über Brustkrebs wusste ich ziemlich wenig, als ich vor zehn Jahren die Diagnose erhielt. Mir war bekannt, dass bestimmte Faktoren seine Entstehung begünstigen können, dass eine frühzeitige Diagnose Leben retten kann und dass fortgeschrittener Brustkrebs eine finstere Prognose für die Betroffene ist. Ich wusste ein wenig über die üblichen Therapien, die bei Krebs eingesetzt werden, wie Operationen, Chemo- und Strahlentherapie, und dass sehr viele Menschen an dieser Erkrankung sterben. So richtig hatte ich mich aber auch nie mit dem Thema beschäftigt, schließlich war ich noch sehr jung – die Wahrscheinlichkeit, mit 35 Jahren an Krebs zu erkranken, hatte ich als »vernachlässigbar« eingeschätzt –, und so war ich eine Krebs-Analphabetin, als ich selbst daran erkrankte. Ich wusste nicht, wo ich mich behandeln lassen sollte – damals hatten Brustkrebskranke noch nicht die Lobby wie heutzutage, so gab es keine Brustzentren. Ich wusste auch nicht, dass ich mir Zeit für die Beruhigung meines Gefühlschaos und für die Auswahl einer Klinik nehmen durfte. Ich verstand zumeist die Sprache der

Ärzte nicht und hatte mich auch noch nie zuvor von jetzt auf gleich mit der medizinischen Fachsprache, die meine lebensbedrohliche Erkrankung bezeichnete, oder den vielen Termini der eingreifenden Therapie auseinandersetzen müssen. Folglich war ich völlig unwissend, was die Komplexität meiner Erkrankung und der Therapie anbelangte.

Besonders belastend und schmerzlich war es für mich, dass ich nicht wusste, wie ich mit meinen Ängsten umgehen und wie ich es den Kindern sagen sollte, wie ich meine Familie trösten könnte, was ich tun müsste, um meinen Job nicht zu verlieren, und was ich nach der Therapie selbst tun könnte, um wieder ganz gesund zu werden. Mein Wissen in Bezug auf den Umgang mit dieser bislang größten Krise meines Lebens war verschwindend gering – und natürlich hatte ich keinerlei Erfahrung darin.

Vielen Betroffenen ergeht es genau so. Obwohl zurzeit rund fünf Millionen an Krebs erkrankte Menschen in Deutschland leben, vierhundertsechzigtausend jährlich neu erkranken und zweihundertdreißigtausend daran versterben, betreten wir Neuland, wenn es uns selbst trifft. Fast jeder ist in Bezug auf Krebsprävention und die Erkrankung selbst völlig uninformiert. So ist immer noch der Glaube weit verbreitet, dass Krebs Siechtum und Tod bedeutet, obwohl die Hälfte aller Krebserkrankungen geheilt werden kann. Ein Grund hierfür ist sicherlich, dass sich die meisten »Gesunden« nicht mit den unangenehmen Themen des Lebens auseinandersetzen möchten. Der Alltag ist eh schon schwierig genug. Auch die oft vorherrschende Sprachlosigkeit bei dem Betroffenen und seinen Angehörigen ist nach meiner Ansicht nach ein Echo darauf, dass wir Menschen uns mit Leid und dem Leben in seiner Ganzheit nicht tief genug auseinandersetzen.

Wenn ich heute zurückblicke, dann kann ich mich in die einzelnen Situationen und Stationen meiner Erkrankung und des Gesundwerdens sofort wieder hineinfühlen: Ich spüre die Verzweiflung und Ohnmacht, das Alleinsein, die unerträgliche Lebensunsicherheit und Hilflosigkeit, die Überforderung und die Fassungslosigkeit bei gesundheitlichen Rückschlägen, das verzweifelte und dann wieder euphorische Suchen nach Lösungen, den Kampf ums Wissen und das manchmal mühselige Erarbeiten eigener Strategien. In zahlreichen Situationen hätte ich durch rechtzeitiges Wissen sicherlich vieles vermeiden und dadurch mehr Unterstützung meiner Selbstheilungskräfte und mehr »Überlebensqualität« haben können. In der Nachsorge hatten mich Unwissenheit und »Gehorsam« fast das Leben gekostet – darüber schreibe ich in meinem zweiten Buch »... und tanze durch die Tränen«. Insgesamt habe ich auf dem Weg, wieder gesund zu werden, unnötig viel Lehrgeld zahlen müssen.

Wissen will gut dosiert sein

Nur – ganz so einfach ist das mit dem Wissen nicht. Diejenigen, die viel wissen, sind nicht unbedingt immer besser dran. Es muss wohl dosiert zum richtigen Zeitpunkt ankommen und braucht seine Zeit zum Verweilen und Fließen, denn es will gelebt und zur Erfahrung werden. Mit dem faktischen Wissen allein ist niemandem geholfen, man muss es verstehen und verdauen können, um es richtig anzuwenden und umzusetzen. Und das ist etwas ganz Persönliches. Sogar Angst, Überforderung und Einsamkeit können negative Auswirkungen des Wissens zum falschen Zeitpunkt sein. Wenn bei einer lebensbedrohlichen Erkrankung zunächst alles stillzustehen scheint, stellt sich für manche Betroffene die Frage: Will ich jetzt überhaupt etwas wissen? Viele Erkrankte verleugnen zunächst die Diagnose. »Der Patient hört nichts und kann sich auch im Nachhinein an nichts mehr erinnern. Das ist wie bei einer Amnesie«, beschreiben zahlreiche Ärzte die Situation, wenn sie über die Erkrankung und Therapie aufzuklären versuchen. Geschieht das, kommen die meisten Informationen nicht an und können – statt Klarheit zu schaffen – den Erkrankten eher verwirren und damit bewirken, dass er sich in sich zurückzieht. Es ist wichtig, den Patienten nicht mit medizinischen Fakten zu überschütten oder zuzureden, sondern ihm Empathie entgegenzubringen und Zeit zu lassen, in der Gewissheit, dass weitere, spätere und in Ruhe geführte Gespräche mit dem Arzt mehr Nutzen bringen werden.

Die vielen nach Wissen »schreienden« Fragen ergeben sich meistens erst nach Überwindung des ersten großen Schocks. Dann ist es ratsam, Schritt für Schritt Antworten zu suchen. Nicht hilfreich ist es, zu Beginn einer Therapie sich bereits darüber den Kopf zu zerbrechen, was es im Anschluss an komplementären Behandlungsmöglichkeiten geben mag. Ich kann mich sehr gut an Situationen erinnern, als ich versuchte, durch Gespräche mit den Ärzten und unter Zuhilfenahme von Fachbüchern meinen pathologischen Befund zu verstehen, und gleichzeitig ungeduldig alles über die Ernährung bei Krebs erfahren wollte. Dabei stellte ich außerdem noch sehr irritiert fest, dass sich einzelne »Antikrebskostformen« völlig widersprachen. Vor lauter Stress konnte ich diesem Widerspruch nicht auf den Grund gehen, was mich dann noch mehr belastete. Alles zugleich verstehen und umsetzen zu wollen, war ganz und gar unmöglich und verbrauchte unnötig meine wertvolle Energie. Zeit für diese Recherchen gab es dann noch genug während der monatelangen Therapie.

Es erscheint mir überaus wichtig, dass wir mit Wissen, ob wir es nun selbst suchen oder weitergeben wollen, vorsichtig umgehen und dass wir die Quelle, aus der wir es beziehen, kritisch wählen. Nicht alles Wissen ist richtig – doch richtiges Wissen kann Leben retten!

Wissen kann überlebensnotwendig sein

Wenn ich Medikamente einnehmen muss, jedoch nicht weiß, wofür diese gut sind, dann laufe ich Gefahr, die Arznei von vornherein erst gar nicht zu nehmen oder die Behandlung frühzeitig abzubrechen, sobald sich Nebenwirkungen einstellen. Ich sehe noch sehr genau den Moment vor mir, als mir eine Onkologin am Ende meiner Chemo- und Strahlentherapie auf dem Klinikflur kurzerhand eine Monatsspritze und ein Rezept für Tabletten in die Hand drückte. »Das müssen Sie jetzt mehrere Jahre nehmen. Einmal im Monat die Spritze, einmal täglich eine Tablette. Leider werden Sie davon kastriert sein«, klärte sie mich auf und eilte davon. Völlig konfus fischte ich in meinem Zimmer den Beipackzettel aus der Verpackung der Spritze. Ich wollte wissen, wozu diese Therapie gut sein und ich mich »entweiblichen« lassen sollte. Die Wirkungsweise des Medikaments – eine sogenannte Antihormontherapie – war ziemlich kompliziert beschrieben und daher schwierig zu verstehen, die vielen und sehr unangenehmen Begleiterscheinungen allerdings waren hingegen umso leichter verständlich. Haufenweise furchtbare Nebenwirkungen waren aufgeführt, darunter Libidoverlust, also die von der Ärztin bereits erwähnte Kastration; aber auch Haarverlust, dabei hatte ich noch eine Glatze und sehnte mich so sehr nach den ersten neuen Härchen; Fettsucht, aber macht das nicht auch Krebs?; Bartwuchs, folglich Vermännlichung, war ich nicht ohne Brüste bereits ein »Fast-Mann«? Und es gab natürlich noch andere, möglicherweise lebensbedrohliche Folgeerscheinungen. Wozu sollte ich mir das antun? Schließlich hatte ich durch die Brustamputationen, die Hochdosischemo- und Strahlentherapie zunächst keinen Krebs mehr! Warum sollte ich dann noch weitere nebenwirkungsreiche Medikamente nehmen? Außerdem wollte ich mich doch in der nächsten Zeit von den Strapazen der Therapie erholen – und jetzt sollten noch neue hinzukommen? Woher sollte ich die Kraft dafür nehmen?

Als ich mir zu Hause die verordneten Tabletten besorgte und deren Beipackzettel las, mit mindestens ebenso vielen möglichen unangenehmen bis schwerwiegenden und daher Angst einflößenden Begleiterscheinungen wie bei der Spritze, war ich derart verunsichert, dass ich beides in einer Schublade verschwinden ließ und gar nichts weiter nahm. Stattdessen suchte ich nach komplementären Behandlungsmethoden, um mich vor einem Rückfall zu schützen. Nicht wissend, welche Chance ich mir damit verbaute, möglicherweise wieder gesund zu werden.

Nun – da war und bin ich nicht die Einzige. Das Problem der mangelnden Therapietreue ist heutzutage wohl bekannt, gerade wenn Erkrankte Arzneimittel zu Hause selbst einnehmen müssen und über Wirkungsweise, Dosierung und mögliche Nebenwirkungen nicht richtig aufgeklärt worden sind. Therapieuntreue kann nicht nur bei Krebspatienten, sondern vor allem auch bei Bluthochdruckpatienten und Diabetikern lebensbedrohlich sein. Fast jeder Dritte fühlt sich durch die Informationen auf den Beipackzetteln, also Dosierungsvorschriften, genaue Wirkungsweise und Funktion, Risiken und Nebenwirkungen, verunsichert. Eine gestörte Arzt-Patient-Beziehung, bei der das Vertrauen fehlt, mangelndes Wissen über die Erkrankung selbst, die Heilungschancen und die Therapieformen, führen schließlich dazu, dass zwanzig bis dreißig Prozent der Patienten Medikamente nicht wie vorgeschrieben oder gar nicht nehmen. Abgesehen von einer gigantischen Verschwendung von Geldern, die jährlich in Deutschland auf zehn Milliarden Euro beziffert wird, ist der Therapieerfolg, also die Gesundung des Patienten, stark gefährdet. Die daraus entstehenden Folgekosten durch weitere Behandlungen belaufen sich noch einmal auf die gleiche Summe. Nichtwissen kann äußerst schmerzhaft sein und sogar tödlich enden.

Monate später, nachdem mir die Entscheidung, die Tabletten nicht zu nehmen, allmählich ein schlechtes Gefühl gab, rief ich den Pathologen und weitere Onkologen an, um mehr über meine Krebsart und die Antihormontherapie zu erfahren. Ich las medizinische Bücher und erkämpfte mir mit der Zeit das erforderliche Wissen, um die Notwendigkeit dieser Therapie zu verstehen. Erst als ich um die Chance wusste, durch diese Behandlung mein Rückfallrisiko erheblich zu verringern, entschied ich mich dafür und dankte sogar meinem früheren Tumor für diese Angriffsmöglichkeit – den positiven Rezeptorstatus für das Östrogen und das Progesteron. Sollten nämlich Krebszellen überlebt haben, würden sie durch die Antihormontherapie in ihrem Wachstum gebremst werden. Die meisten von mir gefürchteten Nebenwirkungen sind nicht eingetreten. Mein Haarschopf wurde wieder voll und schön, weder wuchs mir ein Bart, noch wurde ich dick, und ich fühlte mich auch nicht entweiblicht. Jahrelang befolgte ich die Antihormontherapie, erhielt jeden Monat die Spritze und schluckte täglich eine Tablette. Was die unangenehmen Begleiterscheinungen anbelangte, so suchte ich immer nach Lösungen, damit umzugehen – und dafür brauchte ich wiederum Wissen.

Aus eigener, nun mittlerweile langjähriger Erfahrung als Krebspatientin und anhand von zahlreichen Erzählungen krebskranker Menschen möchte ich Betroffenen wirklich ans Herz legen, sich über die eigene Erkrankung und Therapie gut zu informieren. Es kann sehr hilfreich und äußerst heilsam sein, wenn man ein eigenes Verständnis über die Erkrankung erlangt und begreift, was die Ärzte sagen, was sie verordnen und weshalb. Erst wenn wir verstehen, können wir aktiv mitgestalten, Eigenverantwortung übernehmen, auf uns achtgeben, uns Gutes tun und unsere Kräfte der Selbstheilung aktivieren. Idealerweise ist der behandelnde Arzt derjenige, der sich Zeit für Aufklärung und Betreuung seines Patienten nimmt, derjenige, der sich als Partner und Lotse seines Patienten versteht und mit ihm gemeinsam das Boot in eine gute Richtung steuert. Die Verantwortung für unsere Lebensreise aber liegt bei uns selbst, und die sollten wir auch nicht abgeben. Es ist unser Leben!

Richtig wissen

Es ist hilfreich für den Patienten, wenn sein Arzt ihm anbietet, ihn auf Wunsch zu jeweils gegebener Zeit mit Informationen über seine Erkrankung, die Therapie, über Nachsorge und komplementäre Behandlungsmöglichkeiten zu versorgen, sei es durch ausführliche Beratungen, Broschüren, den Verweis an Kollegen oder gute Internetadressen. Tut er das nicht, lässt er den Erkrankten allein, er fühlt sich dann nicht selten als Opfer der Erkrankung, der Therapie und dem Arzt völlig ausgeliefert. Viele Betroffene empfinden sich als fremdbestimmt, wenn sie nicht verstehen können, was mit ihnen geschieht und gemacht wird.

Weil die meisten Patienten begreifen und mitentscheiden möchten, ziehen sich viele die Informationen aus den Printmedien und dem Internet. Stundenlanges »googeln« in der elektronischen Informationsflut lässt den Suchenden dann häufig in der Unübersichtlichkeit ertrinken. Viele Seiten sind von kommerziellen Interessen geprägt und mit größter Vorsicht zu genießen. Aber viel schlimmer ist, dass die Informationen oft falsch sind und jeglicher wissenschaftlicher Fundierung entbehren. Und die Gefahr ist groß, mit Scharlatanen in Kontakt zu kommen – weil ihre Angebote so einfach und schnell »verfügbar« zu haben sind. Auf die Schnelle wählen dann viele in der verständlichen Hoffnung auf Besserung höchst fragwürdige Behandlungsmethoden für sich aus.

Ich habe miterlebt, wie sehr sich eine junge, an Brustkrebs erkrankte Frau und Mutter zweier Kinder allein gelassen fühlte: Aus Angst und Unwissenheit wegen mangelnder Aufklärung und fehlendem Wissen, zudem emotional enttäuscht von ihren Ärzten, brach sie ihre Chemotherapie ab, »verzichtete« auf die Strahlentherapie und wandte sich stattdessen an eine »Wunderheilerin« in Holland. Gefunden hatte sie diese im Internet, und ihr folgte sie. Doch von Monat zu Monat ging es ihr schlechter. Sie bekam Metastasen, zunächst in der Hüfte, dann im Becken, begleitet von stärksten Schmerzen. Sie konnte kaum noch aufstehen und ließ sich dennoch mit einem Krankenwagen von Osnabrück nach Holland fahren. Schwer krank lag sie in einer Art Jugendherberge, die die Heilerin für ihre Sitzungen angemietet hatte. Die Zimmer waren unbeheizt, feucht und kalt. An den Gruppenseminaren, die sie liegend besuchte, nahmen gleichzeitig 20 bis 30 andere schwerkranke Menschen teil. Alle hatten nur den einen Wunsch: wieder gesund zu werden. Eine Woche verbrachte sie jeweils dort. Dann ging es mit dem Krankenwagen wieder zurück. Die Hollandbesuche waren teuer, ihr ging das Geld aus, ihre Eltern nahmen einen Kredit auf, um ihrer Tochter die weitere »Behandlung« zu ermöglichen. Doch ihr ging es immer schlechter, die Metastasen breiteten sich weiter aus, sie befielen die Leber und das Gehirn. Aber auch jetzt noch folgte sie der Wunderheilerin. Letztendlich starb sie.

Ganze drei Jahre ließ sie sich von dieser Heilerin »behandeln«. Die Eltern haben einen riesigen Schuldenberg abzuzahlen und tragen eine immerwährende, quälende Schuld – so erzählten sie mir –, ob sie das Schicksal ihrer Tochter nicht hätten abwenden können … Indem sie ihr das Geld verweigerten? Vielleicht wäre sie heute noch am Leben, hätte sie sich nicht von der hochmodernen Medizin abgewandt – sicherlich hätte sie eine bessere Lebensqualität und weniger Schmerzen gehabt. Die Geschichte ist sehr traurig und leider kein Einzelfall. Da kann einem doch richtig übel werden!

Ich weiß nur zu gut, wie sehr ich selbst nach möglichen stärkenden Heilmitteln gesucht hatte, um mein Rückfallrisiko zu senken. Manche Anbieter spezieller Nahrungsergänzungsmittel zum Beispiel waren so überzeugend, dass ich in ihre Fänge gelangte. Hinter einem Angebot stand sogar ein Arzt, ein Internist, der über seine Ehefrau Nahrungsergänzungsmittel für teures Geld vertrieb. Ich lernte das Paar auf einer

Patientenveranstaltung kennen. Nach meinem Vortrag kamen die beiden, blendend aussehend und super vital wirkend, auf mich zu und erzählten mir von einem hochwirksamen Präparat, das sie auch nehmen und mir unbedingt empfehlen würden. »Sie müssen an sich denken, tun Sie sich etwas Gutes«, riet mir der Mann und drückte mir sogleich eine Informationsbroschüre in die Hand. Einen Monat später traf das erste Paket mit bunten Döschen samt Inhalt bei mir zu Hause ein. Morgens und abends schluckte ich fortan zwei Kapseln – schließlich kam die Empfehlung von einem Internisten, und ich war zu diesem Zeitpunkt nicht mehr ganz unbekannt, so musste sein Angebot doch seriös und vor allem gut sein, dachte ich.

Erst Gespräche mit Onkologen und Experten auf dem Gebiet der Komplementärmedizin ließen mich kritisch werden. Ich fragte, ob das Produkt wirklich hilfreich sei oder ich mir vielleicht sogar damit schaden könne. Die meisten der mich beratenden Ärzte sahen keinen Nutzen in der Einnahme dieses Mittels und empfahlen mir stattdessen, mich abwechslungsreich zu ernähren. Manche aber hielten es möglicherweise sogar für schädlich, weil es unzählige Substanzen von sehr vielen unterschiedlichen Gemüse- und Obstsorten in einer Kapsel enthielt. Ein Experte fragte mich, ob ich es wohl für gesund erachten würde, täglich morgens und abends ein Gemisch aus Tomaten-, Weißkohl-, Spinat-, Knoblauch-, Brokkoli-, Paprika-,

Papaya-, Himbeer-, Brombeer-, Mango-, Ananas- und weiteren Extrakten zu verzehren. »Will Ihr Körper das wirklich?«, provozierte er und riet mir schließlich von der Einnahme ab. Manchmal sei weniger mehr – das gelte vor allem für Krebspatienten.

Mir leuchtete das ein, und ich wollte diese Vielfalt von Stoffen lieber nicht mehr nehmen. Das Dilemma war nur, dass das Produkt aus dem Ausland kam und ich einen Vertrag mit viel Kleingedrucktem unterschrieben hatte, aus dem ich nicht so schnell wieder herauskam. So musste ich zwei Jahre lang viel Geld für möglicherweise nicht wirkende oder gar schädigende Nahrungsergänzungsmittel zahlen, die ich nun natürlich auch nicht mehr schluckte.

Bei meinen Recherchen habe ich außerdem noch herausgefunden, dass dieses Produkt vor allem durch Ärzte oder deren Ehefrauen vertrieben wird und diese dafür recht hohe Tantiemen erhalten. Krebspatienten solch ein Multigemisch an Substanzen zur Stärkung der Abwehrkräfte anzubieten, dessen Wirkungen und Nebenwirkungen noch gar nicht geklärt sind, empfinde ich mehr als nur verwerflich. Auch da kann einem richtig übel werden.

Wie kann sich der Patient überhaupt schützen, um nicht sogar Opfer seiner eigenen Entscheidung »Ich will etwas Gutes für mich tun« zu werden? Was ist nun wirklich sinnvoll?

Zum einen halte ich gerade zu diesem speziellen Thema – Scharlatanerie – als direkten Ansprechpartner den behandelnden Onkologen oder Facharzt für unentbehrlich. Zum anderen sollten zu möglichen ergänzenden Behandlungen immer Experten befragt werden, die sich umfassend mit der Komplementärmedizin beschäftigen und über sehr viel Erfahrung bezüglich einer ganzheitlichen Behandlung bei Krebs verfügen (Gesellschaften und Organisationen hierzu im Anhang). Das sollten »Menschen« im Arztkittel sein, die nicht die Krankheit, sondern den Menschen behandeln. Einige ausgewiesene Experten werden in den nachfolgenden Kapiteln zu Wort kommen.

Insgesamt erscheint es mir überaus wichtig, dass sich Betroffene über die Erkrankung, die Therapiemöglichkeiten in der hochmodernen sowie der komplementären Medizin gut informieren und Eigenverantwortung übernehmen. Manchmal mag einem alles zu viel erscheinen, dann glaubt man, doch keinen rechten Weg zu finden, weil Meinungen von Experten widersprüchlich erscheinen, zu viele gut gemeinte Ratschläge aus den Medien, von der Familie oder Freunden auf einen einströmen, die dann wiederum von manchen Ärzten möglicherweise als gesundheitsschädlich eingestuft werden. Ja, es ist so, dass es für jeden Befürworter einer Therapie auch einen Gegner gibt. So ist es ratsam, Ruhe zu bewahren, sich vielleicht noch eine weitere Meinung einzuholen und sich für die jeweilige Entscheidung, die nicht einfach zu treffen scheint, Zeit zu nehmen. Manchmal kann es auch sehr hilfreich sein, nach Einholen von Informationen und sehr kritischem Abwägen, nach innen zu lauschen, auf seine innere Stimme zu hören und dann zu entscheiden. Letztendlich muss die Entscheidung zu einem passen!

Der Patient ist Mensch

Ich brauche Menschlichkeit

Während meiner akuten Krebsbehandlung, also in Chemo- und Strahlentherapie, hatte ich schmerzlich lernen müssen, den für mich völlig fremden und zumeist kalten Klinikbetrieb einer gigantischen universitären Einrichtung auszuhalten, ihn gar »schlucken« zu können – denn ich brauchte ja die Medizin. Was mir während dieser ganzen Zeit am meisten gefehlt hatte, war Menschlichkeit. Der schäbige Bau, die hässlichen, düsteren Gänge und trostlosen Wartezimmer störten mich nicht so sehr. Dagegen konnte ich etwas tun, mich ablenken, Bücher lesen, Musik hören. Wenn ich zum Beispiel auf den langen Fluren saß und wartete, bis ich für eine Untersuchung aufgerufen wurde, konnte ich mit meiner Freundin reden. Das seelenlose Miteinander aber, ob in der Sprache, der Gestik oder in der Haltung vieler Menschen, die in der Klinik arbeiteten und mich betreuten, war für mich in zahlreichen Augenblicken unerträglich. Manchmal wollte ich ausreißen und in die Welt hinausschreien: »Tut etwas dagegen!«

Häufig stellte ich mir die Frage, wie das arbeitende Personal dieses Betriebsklima überhaupt aushalten konnte. Oder gab es etwa ein Bündnis gegen uns, die wir Krebspatienten und so schwer krank waren? Nicht selten empfand ich mich sogar als den größten Störenfried, vor allem dann, wenn ich nach Erklärungen bezüglich meiner Befunde fragte, nach komplementären Behandlungsmethoden oder, viel schlimmer noch, nach hoffnungsvollen Worten der Ärzte suchte, wenn ich förmlich an ihren Lippen klebte, weil mich die Frage quälte, ob ich überleben könnte.

Ziemlich deprimierend und sogar Angst einflößend war die Atmosphäre im Keller der Nuklearmedizin – aber da hatte ich wohl auch unglaubliches Pech gehabt. Über sechs Wochen musste ich ihn jeden Tag aufsuchen, und ich erinnere mich noch sehr genau, wie zerstritten das Personal untereinander war und wie ich bei der Vorbereitung für die Bestrahlung – mit nacktem Oberkörper auf einer Platte für das Einzeichnen liegend – gebetet hatte: »Oh, Gott, lass unter diesen Umständen bitte, bitte keine Fehler passieren.« Wie kann man präzise arbeiten, wenn die Fetzen fliegen? Nicht immer traute ich mich, den Mund aufzumachen, mich zu wehren, auch aus Angst, dann womöglich nicht mehr die angemessene medizinische Behandlung zu erhalten.

Ist der Patient Kunde?

Sehen unsere Gesundheitspolitiker den Patienten nicht gern als Kunden in einem hochmodernen Gesundheitssystem? Nur – werden wir tatsächlich als solche behandelt? Vielleicht am ehesten, wenn wir noch »gesund« eine Arztpraxis aufsuchen und es um Prävention geht, das heißt, wenn wir Untersuchungen machen lassen oder Behandlungen »einkaufen«, um eine Erkrankung rechtzeitig zu erkennen oder gar zu verhindern. Wenn wir Glück haben, sind wir dann König.

Ist der Kunde jedoch krank, steht er in einem anderen Licht, geschwächt, hilfesuchend, möglicherweise unter Schmerzen und mit großer Angst. Spätestens jetzt ist er als Kunde mit dem Arzt nicht mehr auf gleicher Augenhöhe. Eigentlich kenne ich auch nur bekleidete Kunden in Hosen und Schuhen in würdevoller Umgebung. Kranke aber müssen sich entkleiden, ihre schamhaftesten Körperteile bloßlegen, schmerzhafte Untersuchungen und Behandlungen erdulden, und sie enthüllen selbst ihre verschüchterte Seele, um von Fremden – den Behandlern – Trost und Hoffnung zu erhalten.

Ich habe mich während der Krebstherapie niemals als Kundin gefühlt, sondern wie eine hilfsbedürftige schwerkranke Frau und Mutter, die Rettung sucht – in vielen Momenten ohnmächtig, verängstigt, entsetzt. Fast alle Menschen, die schwer erkrankt sind und Hilfe benötigen, empfinden ähnlich. Umso mehr brauchen wir kompetente Helfer, die geeignete Medizin und vor allem seelische Unterstützung in einer würdevollen Umgebung.

Wie viele Patienten geben resigniert ihre Identität an der Pforte einer Klinik ab, weil sie keine Chance für das eigene Ich »da drinnen« mehr sehen. Auch heute, in unseren zahlreichen hochmodernen, anerkannten Behandlungsburgen wie den Brustkrebs-, Darmkrebs- oder Lungenkrebszentren bleibt die Seele des Erkrankten häufig auf der Strecke. Wenn ich in einem zertifizierten Brustzentrum auf den Fluren und in den Aufenthaltsräumen statt Bildern gerahmte Urkunden vorfinde, die vor lauter Re-Re-Re-Zertifizierungen der Klinik nur so glänzen und strotzen, ringsherum aber vor lauter Schäbigkeit das einzige kleine Topfpflänzchen zwischen den Stuhlreihen jämmerlich einzugehen droht, möchte ich direkt wieder kehrtmachen. In dieser Trostlosigkeit werden wir Patienten zusammengepfercht und gefügig gemacht. Wir haben dort zu warten, auf das erste Aufnahmegespräch oder das Bett, das noch gar nicht frei ist, und manchmal sogar auf die erste Blutabnahme für die geplante OP am Folgetag, die inmitten der anderen Gleichbetroffenen durchgeführt werden soll – ohne Schutz und Intimität. Vor allem am Aufnahmetag müssen wir dort nicht selten Stunden ausharren. Besonders extrem ist die Situation, wenn uns der Narkosearzt im Aufwachraum inmitten von frisch Operierten, die mitunter stöhnen, spucken, weinen oder plötzlich nicht mehr atmen und deswegen von Schwestern angeschrien werden, über unsere bald erfolgende Narkose aufzuklären versucht. Und ebenso Vertrauen erweckend geht es weiter, wenn

inmitten des Gesprächs dieser Doktor durch das Piep-
sen seines Funktelefons plötzlich mit den Worten verschwindet: »Ich muss mal eben einen Patienten in Narkose schicken. Sorry, bin gleich wieder da.« Und wir
bleiben allein zwischen all den Scheintoten sitzen. Ich
habe dies erleben müssen und viele Tausende von Menschen ebenso. In solchen Momenten könnte ich die
Urkunden mit den Rezertifizierungen von den Wän-
den reißen. Welch ein Hohn, welch eine Schande!

Die Behandlung eines Patienten kann meines Erachtens nur dann erfolgreich sein, wenn er in seiner
Ganzheit als Mensch und nicht nur die Erkrankung
selbst behandelt wird, wenn er seine Würde und
Eigenverantwortung behalten kann.

Ich hatte es im Laufe der monatelangen Therapie
aufgegeben, mir Zuversicht und Hoffnung bei den
Ärzten zu erhoffen, um nicht jedes Mal so viel
Energie zu verlieren, durch die Enttäuschung und
mein darauf folgendes eigenes Echo, nämlich Hoff-
nungslosigkeit, Einsamkeit und Angst. Stattdessen
lernte ich ziemlich schnell, heilsame Boten in mir
selbst zu suchen. Ich entdeckte meine ganz eigenen,
inneren Schätze, die mir niemand wegnehmen konnte, zum Beispiel die Kraft der Selbstheilung durch die
Macht meiner Gedanken und Vorstellungsbilder und
meines inneren Ratgebers und besten Freundes Tom –
über ihn schreibe ich sehr ausführlich in meinem
ersten Buch »… und flüstere mir vom Leben«. Jeder
hat seine ganz eigenen Kraftquellen, und ich kann

jedem Betroffenen nur ans Herz legen, diese zu entdecken und zu nutzen, um seinen Körper, seinen Geist und seine Seele zu stärken. Dann muss man sich auch nicht mehr als Opfer aller Geschehnisse fühlen und hat den Augenblick wieder maßgeblich selbst in der Hand.

Auch der Arzt ist Mensch

Manchmal, wenn es mir in der Krankenhausatmosphäre nicht gutging, half mir der Versuch, die Unnahbarkeit oder Schroffheit vieler Ärzte und Schwestern zu verstehen. Die meisten wirkten völlig überarbeitet, hetzten von Patient zu Patient. Häufig erwartete sie auf den Fluren oder in Patientenzimmern auch noch eine ungeduldige Meute Angehöriger mit endlosen Fragen, Forderungen und Ängsten. Täglich mehr werdende Bürokratie raubte ihnen zusätzlich Unmengen an Zeit und Energie. Wie kann man eine solche Situation tagein, tagaus aushalten? *Müssen* sich unsere Helfer im Medizinbetrieb nicht selbst schützen oder sogar eine Mauer um sich herum aufbauen, um nicht auszubrennen? Wie könnten sie heilsame Worte finden, eine schlechte Nachricht mit Hoffnung vermitteln, wenn sie in der Ausbildung sehr wenig oder überhaupt nichts über eine »heilsame Sprache«, emotionale und mentale Werte und Empathie in der Arzt-Patient-Beziehung erfahren haben? Und sind Ärzte nicht rechtlich angreifbar, wenn sie einen Patienten nicht deutlich und faktisch eindeutig mit der Wahrheit konfrontieren, so schrecklich diese auch sein mag?

Manchmal wollte ich den überarbeiteten, ausgezehrten und müde aussehenden Ärzten mein eigenes Bett anbieten. Ich fragte mich, ob ich – wäre ich Ärztin – unter solchen Bedingungen meine Patienten noch mit Empathie und Menschlichkeit behandeln könnte. Wie soll das gehen, wenn ich mich vor Erschöpfung fast selbst verliere? Kann ein Mensch einem anderen überhaupt noch fürsorgliche Achtsamkeit schenken, wenn er in der täglichen Hetze zu sich selbst schon nicht mehr fürsorglich ist? Auch der Arzt ist Mensch.

Dieses kritische, reflektierende Hinterfragen verhalf mir zu Zuversicht und Stabilität, und ich wendete es immer dann an, wenn die Sprache oder Haltung der Helfer in der Klinik mein lebensnotwendiges inneres Gleichgewicht zu zerstören drohten. »Sie können nicht anders«, tröstete ich mich selbst.

Unglaublich erleichtert, durch und durch glücklich und dankbar war ich dann, wenn ein Arzt, eine Krankenschwester oder ein Physiotherapeut mir Achtsamkeit und menschliche Anteilnahme entgegenbrachten, sei es durch eine Mut machende Geschichte eines Patienten, der schwer krebskrank überlebt hatte, durch einen Augenblick mit echtem Blickkontakt, durch ein Lächeln, eine Berührung, das Hören meiner Frage, ein wirkliches Gespräch … Diesen menschlichen Helfern, und sie gab es!, bin ich bis heute unglaublich dankbar.

Ich trage sie in meinem Herzen und werde sie wohl niemals vergessen. Wie heilsam Anteilnahme seitens des Arztes, aber auch der Schwestern, Pfleger oder Physiotherapeuten sein kann, beschreiben all die Patienten, die dies erleben durften. Wir, die wir schwer erkrankt sind, brauchen den Menschen im Arzt, hat doch die hochmoderne Medizin ihre Grenzen und geht es für uns doch um Leben und Tod. So brauchen wir ihn für das Leben! Und das findet in jedem Moment unserer Begegnung statt.

Vier Minuten Lebenszeit

Natürlich gibt es dieses Zeitproblem, von dem jedermann spricht. Niemand mehr hat heute Zeit. Im Klinikbetrieb tragen die Politik, die immer knapper werdenden Geldmittel, das Bestreben nach mehr Wirtschaftlichkeit und dem daraus folgenden Bürokratismus mit Zertifizierungen, Rechtfertigungen für Behandlungen und so weiter Schuld daran, dass Ärzten und Schwestern keine Zeit mehr für den Patienten bleibt. Visiten dauern etwa vier Minuten pro Patient; nach elf bis vierundzwanzig Sekunden wird der Erzählfluss des Patienten vom Arzt unterbrochen. Das sagt die Statistik. Hier bleibt kaum mehr Zeit für Zuwendung, Empathie oder einfühlendes Zuhören.

Aber die Zeitfrage, oder vielmehr das Zeitproblem, trifft wohl jeden. Für alles – vor allem Wichtiges – haben wir doch zu wenig oder keine Zeit mehr. Auch ich habe zu wenig Zeit. Zu wenig Zeit, um dieses Buch zu schreiben, zu wenig für meine Familie und viel zu wenig für mich. Ja, sogar meine Lebenszeit ist letztendlich zu kurz. Und deshalb sollten wir sie sinnvoll nutzen – diese unsere Zeit, die uns zur Verfügung steht.

Der deutsche Dichter Erich Fried schrieb einst so trefflich in seinem Gedicht »Du liebe Zeit«:

> Da habe ich einen gehört
> wie er seufzte: »Du liebe Zeit!«
> Was heißt da »Du liebe Zeit«?
> »Du unliebe Zeit«, muss es heißen
> »Du ungeliebte Zeit!«
> von dieser Unzeit, in der wir
> leben müssen. Und doch
> Sie ist unsere einzige Zeit
> Unsere Lebenszeit
> Und wenn wir das Leben lieben
> können wir nicht ganz lieblos
> gegen diese unsere Zeit sein
> Wir müssen sie ja nicht genau so
> lassen, wie sie uns traf

Eine aufmerksame Kommunikation zwischen Arzt und Patient – und hier geht es gar nicht um das Viel-Reden, sondern um die psychische Präsenz –, Achtsamkeit, Empathie, eine heilsame Sprache, erfordern nicht mehr Zeit als ein schlechtes Gespräch oder gar keines! Im Gegenteil: Es gibt dann gleich zwei Zeitgewinner. Zeit wird dem Arzt eingespart, denn der Patient muss dann nicht mehr so viel und so oft hinterfragen, und der Patient selbst braucht seine Zeit nicht mehr mit unnötigen Grübeleien und Ängsten vergeuden. Darüber hinaus hat er eine größere Chance, wieder gesund zu werden, und gewinnt möglicherweise noch Lebenszeit.

Das Vertrauen in den Arzt und folglich in die Behandlung ist überaus wichtig für den Heilungsprozess und mitentscheidend für die Lebensqualität. Und ich bin überzeugt, dass umgekehrt das Echo des Patienten das Leben des Arztes bereichern kann. Es ist doch eine unendliche Dankbarkeit, eine Form von Liebe, die zu ihm zurückfließt, wenn sich der Patient verstanden und gut behandelt fühlt. Dies kann meines Erachtens allerdings nur geschehen, wenn sich der Arzt selbst mit den existenziellen Lebensfragen auseinandersetzt – dem Leben und dem Sterben in all seiner Komplexität. Sein inneres Sein, die Art und Weise, wie er mit seiner eigenen Lebensspanne umgeht, schwingt in seiner Sprache, in dem gesprochenen Wort zum Patienten mit und verleiht ihm Authentizität – oder eben nicht. Und ich denke, dass eine heilsame Kommunikation zwischen Arzt und Patient nur möglich ist, wenn der Arzt in gewisser Weise verwundbar bleibt und ein tiefes, inneres eigenes Mitfühlen zulässt – ist er doch ein genauso verletzliches und vergängliches Menschenwesen wie wir alle.

Einfühlsames Zuhören und Empathie von Helfer zu

Patient geschieht immer wieder neu, so etwas kann auch nicht durch gezieltes Kommunikationstraining einstudiert werden, es ist vielmehr ein Herzensausdruck des Arztes im Einklang mit seinem Arzt-Sein. Gleichwohl erachte ich das Kommunikationstraining für ein unabdingbares Muss in der Ausbildung zum Arzt, denn nur der erlernte Umgang mit Sprache, Körperhaltung und Gestik im Gespräch mit dem Patienten lässt eine Sicherheit in der Kommunikation entstehen, die wiederum Raum für Gefühle und deren Verarbeitung bereitstellt.

Jedem Erkrankten möchte ich empfehlen, ein Päckchen Verantwortung für sich selbst »einzupacken«, wenn er ins Krankenhaus gehen muss, Verantwortung für seine Seele und seinen Körper. So ist es hilfreich, sich vom Partner, einer guten Freundin oder einem Freund begleiten zu lassen, um sich im Klinikbetrieb nicht so schnell verloren zu fühlen. Auch bei den Gesprächen mit den Ärzten hören vier Ohren mehr als zwei, und der Partner kann kritische Fragen stellen. Oftmals ist der Erkrankte dazu nicht in der Lage, weil er zu nervös ist oder Angst hat. Am besten erstellt man vorher für das Gespräch mit dem Arzt eine Liste mit Fragen.

Lesestoff und Hörbücher erleichtern das Warten auf Untersuchungen, und warme Kleidung, wie zum Beispiel ein Schal oder Pulli im Handgepäck, schützt vor Kälte auf den oftmals sehr zugigen Krankenhausfluren. Auch an ein Futterpaket ist zu denken, wenn viele Untersuchungen wie MRT, CT, Ultraschall, EKG, Szintigraphie an einem Tag anstehen und deswegen die Mahlzeiten ausfallen. Aber am allerwichtigsten erscheint es mir, eine Klinik immer mit einer inneren kleinen grünen Insel zu betreten, die vor möglicherweise großen Stürmen zu schützen vermag. Sie beherbergt Selbstvertrauen, Selbstbewusstsein, Zuversicht und Hoffnung.

Auf der Suche nach meinem Lotsen

Ich hatte mich in der Zeit der akuten Krebsbehandlung mit der Sprachlosigkeit und dem Alleinsein in einer anonymen Krankenhauslandschaft abzufinden. Umso mehr brauchte ich, als alles vorüber war, eine ärztlich menschliche, kompetente Betreuung, einen engagierten Lotsen, dem ich sozusagen als Ex-Akutkrebspatientin wichtig war. Neben meinen eigenen Strategien, die ich für mich während der monatelangen aggressiven Behandlung entwickelt hatte, hatte sich ja die Medizin – über Medikamente und Strahlen – um meinen Krebs gekümmert. Nach der Therapie aber gab es scheinbar keine medizinische Hilfe mehr. Keine weitere hochmoderne Medizin, die mein Leben retten konnte? Also war ich allein, therapiegeschwächt – mit erschreckend wenig weißen Blutkörperchen, den Leukozyten, einer noch schlechteren Differenzierung (das heißt, die Untergruppen lagen alle nicht im

Normbereich) und mit einem enorm hohen Risiko, wieder Krebs zu bekommen. Und das fühlte sich ziemlich grauenvoll an.

Ich fiel in das bodenlos scheinende Therapieloch, das fast jeder Krebspatient kennenlernt: Man hängt in der Luft und weiß nicht, wie es weitergehen soll. Es gab zunächst keinen Arzt – die meisten waren mit der Situation völlig überfordert –, der mich an die Hand nahm und mir versicherte, dass er sich um mich kümmern und mit mir gemeinsam nach Lösungen suchen würde, damit ich wieder stark und vielleicht sogar gesund werden könne. Mit dem Immunsystem einer Aidskranken traute ich mich kaum zu leben. Mein Hausarzt riet mir, nicht mehr den Kindergarten zu betreten und vorübergehend lieber zu Hause zu bleiben. Die Kinder aber erwarteten nun eine lebenslustige, superfitte Mama, war für sie der Krebs doch nun weg, die Haare wuchsen ja wieder …

Superfit war ich allerdings ganz und gar nicht, ich bekam dazu noch eine schmerzhafte Gürtelrose (Herpes Zoster). Meine Angst vor einem Rückfall wurde immer größer, zeigte der Zoster mir doch, wie anfällig ich war! Die Frage, was ich selbst tun kann, damit ich gesund und gefeit gegen einen möglichen Rückfall würde, drängte sich mir immer intensiver auf. Ich wollte meinen Körper doch unbedingt unterstützen, wieder heil zu werden. Ich konnte und wollte kein Opfer des Wartens sein, nicht unbeteiligt das Schicksal über mein Leben bestimmen lassen und zusehen, ob ich nun gesund würde oder nicht. Ich wollte aktiv mitbestimmen. Ich wollte zum Täter meiner Gesundheit werden und weitere innere Schätze und wichtige Quellen für den Prozess der Gesundung finden. Und dafür brauchte ich zum einen Wissen und zum anderen Verbündete, kompetente Ärzte, die sich auf dem Gebiet der Komplementärmedizin gut auskannten und die vor allem gleichzeitig Mensch waren. Ärzte, die nicht nur meinen Krebs, sondern mich sahen und die meinen Willen zur Eigenverantwortung, selbst aktiv zu werden, befürworteten, unterstützten und mit mir gemeinsam Wege gehen würden.

Der Herpes Zoster, der sich sechs Wochen nach der Entlassung aus der Therapie einstellte, schickte mich zurück in die Klinik, zu den Nuklearmedizinern. Diese Gelegenheit wollte ich nutzen, um nun, da der Beweis für mein geschwächtes Immunsystem offensichtlich war, die Onkologen sehr ernsthaft zu befragen, was ich denn Gutes dagegen und gleichzeitig für mich tun könnte. Hierfür hatte ich mir noch gesondert einen Termin beim Chefarzt geben lassen und war mir sicher, dass ich einen kompetenteren Ansprechpartner wohl kaum woanders finden würde – schließlich litten fast alle Tumorpatienten unter einer Immunsuppression mit Infektanfälligkeit, Müdigkeit und Schwäche. In dieser »meiner« Klinik wurden auf vier Etagen täglich ausschließlich krebskranke Menschen behandelt. Also gab es hier wohl sehr gute Erfahrungswerte. Auf meiner gut vorbereiteten Fragenliste standen Vitamine, Enzyme, Mistel- und Thymuspräparate als mögliche ergänzende Mittel für eine bessere Abwehrlage. Ich konnte den Moment der Klärung und Aufklärung kaum erwarten, denn es ging schließlich um überlebenswichtige Informationen für mich. Ich rechnete mit einem Behandlungsplan, den ich zu Hause gemeinsam mit meinem Hausarzt gut umsetzen konnte.

Als ich dann endlich beim Chefarzt dran war, sprach er scheinbar ewig lange mit anderen Onkologen über meinen Zoster und darüber, ob man wegen meiner wenigen Leukozyten nicht eine Knochenmarkspunktion durchführen müsse. Das alles interessierte mich gar nicht so sehr. Ich hatte vielmehr Angst, dass mir für meinen Spickzettel zu wenig Zeit blieb. Und so kam es dann auch, dass die Ärzte bereits im Gehen waren, als ich anfing zu fragen. Und als ich bei der Mistel ankam, platzte dem Chefarzt der Kragen. »Bitte stehlen Sie mir mit solchem Unsinn nicht meine Zeit«, waren seine ziemlich unwirschen Worte, und er verließ den Behandlungsraum. Da hatte ich die Antwort – alles Unsinn, bis auf Vitamine, die könne ich ruhig eine Zeit lang nehmen! Der Zoster wurde behandelt, meine Abwehrlage nicht! Das war für mich ganz und gar unverständlich und unlogisch. Schließlich hatte ich ihn mir ja durch diese Immunschwäche eingefangen! Welch leichtes Spiel haben es da erst Krebszellen?

Enttäuscht und noch mehr verunsichert verließ ich die Station. Gerade als ich den Fahrstuhl zur Eingangshalle verlassen wollte, betrat ihn eine ganz junge Frau, die ich während meiner Behandlung im Tumorzentrum kennengelernt hatte. Manchmal hatten wir zusammen auf einem Zimmer gelegen. Wir hatten uns gut verstanden. Tränen rollten ihr über die Wangen. »Ich habe wieder Krebs«, schluchzte sie. »Die Lunge ist voll.« Sie wollte aber nicht weiter mit mir reden und fuhr hoch auf die Station. Ich ging hinaus in die Freiheit. Eiskalte Schauer liefen mir über den Rücken. Warum bloß? Warum hat sie jetzt schon einen Rückfall? Sie hatte doch viel weniger befallene Lymphknoten als ich gehabt, außerdem ein besseres Grading, also eine geringere Bösartigkeit der Tumorzellen? Dann bin ich auch bald dran, dachte ich. Vielleicht ist meine Lunge ja auch schon befallen? Meine Knochen und die Leber ebenso? Meine Gedanken fingen an, mich zu quälen, und Panik breitete sich in mir aus – die Knie wurden weich, ich bekam Herzklopfen, mir wurde schlecht. Vor meinem geistigen Auge sah ich mich plötzlich schwer krank, meine Kinder allein … Tränen liefen nun auch mir über die Wangen. Am liebsten hätte ich auf der Stelle kehrtgemacht und wäre zurück zum Chefarzt gelaufen. Ich brauchte Beruhigung, suchte ich eben noch Stärkung für mein Immunsystem, so war mir jetzt, als gäbe es kein Morgen mehr.

»Nein! Stopp«, rief plötzlich meine innere Stimme. »Hör sofort damit auf!« Und meine Vernunft funkte dazwischen, indem sie mir sagte, dass ich mir jetzt gerade mit solchen negativen Gedanken überhaupt nichts Gutes tun, sondern nur schaden würde. »Sieh doch nur, wie du zitterst, spüre doch, wie sehr dein Herz rast! Fühle deinen Magen! Diese Gedanken sind nicht die Realität. Sie sind nicht Wirklichkeit. Übrigens wirst du hier im Tumorzentrum keine gesunden Menschen treffen. Die Geheilten kommen in der Regel nicht mehr hierhin.« Ja, das war gut! Es stimmte. Die Geheilten kommen nicht mehr hierher, und ich kann durchaus auch zu ihnen gehören.

Während der Chemotherapie pflegte ich solche vernünftigen Gedanken, wenn meine Fantasie schwarzmalend mit mir durchzugehen drohte. Ich hatte diese strategische Gedankenführung mit viel Disziplin erlernt, im Wissen, dass ich immer die Wahl habe, mich zu entscheiden, für den einen oder den anderen Gedanken. Wie heilfroh war ich doch häufig, dass wir Menschen unsere Intelligenz auch in solchen Krisen sehr gut nutzen können.

Auch an diesem Tag half es mir sehr, meine negativen Vorstellungsbilder zu zügeln. Doch die Enttäuschung über das Gespräch mit dem Arzt blieb. Auf dem Weg nach Hause fragte ich mich, ob meine ehemalige brustkrebskranke Bettnachbarin nach der Therapie zusätzlich etwas getan hatte, um sich vor einem Rückfall zu schützen? Hat sie die Mistel gespritzt? Vitamine und Enzyme eingenommen? Wahrscheinlich nicht, dachte ich. Oder doch, und der Chefarzt hatte eben recht – eh alles Unsinn! Doch möglicherweise kann ich ja doch etwas tun, damit ich nicht erneut erkranke, und die Onkologen sind im Unrecht?

Dieser Gedanke blieb nicht nur in mir hängen, sondern setzte sich fest. Ich nahm mir nun vor, einen Arzt zu suchen, der mir Antworten auf meine überlebenswichtigen Fragen geben würde. Das war ein recht schwieriges Unterfangen. Ich kannte nämlich keinen einzigen. Dafür erhielt ich von meiner Familie, aber auch Freunden und Bekannten zahlreiche Ratschläge, was man bei Krebs noch selbst alles einnehmen könne. Ich hörte immer wieder von der heilsamen Wirksamkeit der Mistel und der Bedeutung der Enzyme und Vitamine. Las Broschüren über die Sauerstofftherapie, die Hyperthermie, die Neuraltherapie und vieles mehr. Aber allein konnte ich mir die Mistel nicht einmal kaufen! So suchte ich mir im Internet die Adressen der Herstellerfirmen und rief sie an. Erstaunlicherweise wurde ich als Patientin sehr ausführlich und freundlich beraten. Das war für mich eine ganz neue Erfahrung. Ich setzte das Unterfangen fort, indem ich weitere Firmen von bekannten Enzym- und Vitaminpräparaten anrief und Fragen stellte. Schließlich wusste ich ja nicht, was ich womit kombinieren durfte. Über diesen Weg erfuhr ich auch, was ich mir selbst kaufen konnte und was nur mit Rezept möglich war. Für die Mistel brauchte ich eine Verordnung, und als ich energisch mit all meinem inzwischen erworbenen Wissen meinen Hausarzt darum bat, bekam ich sie endlich. So wurde ich für eine gewisse Zeit mein eigener Arzt – bis mich wiederum Ängste quälten, ob ich denn nun wirklich das Richtige tat.

Was kann helfen?

So sehr die Onkologen dem Patienten davon abraten, sich eigenmächtig zu behandeln, so sehr sind wir Patienten eben auch Mensch, zerbrechlich, schwankend, suchend, mit all unseren Befürchtungen, Ängsten und all unserer Traurigkeit und Hoffnung. Und es tut sich eine weite Kluft auf, wenn einerseits der Onkologe von Komplementärmaßnahmen vehement abrät und andererseits in der Welt »draußen« durchaus sehr heilsame Therapien nach der Krebsbehandlung empfohlen werden und selbst ehemalige Patienten darüber berichten. Diesen Widerspruch kann kaum ein Betroffener aushalten. In dieser Situation ist einem dann ganz so, als wäre man allein auf einer von einer Umweltkatastrophe bedrohten Insel mit dem dringenden Rat der »unsterblichen Weisen«, die Brücke zum Festland nicht zu benutzen, da sie einstürzen könnte. Doch wer würde sich daran halten? Sehr viele Krebspatienten wählen die Brücke, um zum Festland zu gelangen – sie versuchen komplementärmedizinische Behandlungen.

Woher rührt die starke Abwehrhaltung vieler Onkologen gegen komplementäre Verfahren? Sicherlich zum einen daher, dass sie in ihrem eigenen Fachbereich bereits sehr ausgelastet sind. Wollen die Krebsspezialisten up to date sein, das heißt, nach dem heutigen aktuellen Stand der wissenschaftlichen Erkenntnisse behandeln, müssen sie sich weltweit mit Kollegen austauschen, mit großen Forschungszentren vernetzen, die Kommunikation pflegen, an Fortbildungsseminaren teilnehmen und Kongresse besuchen. Das allein schon ist neben dem Klinik- und Praxisbetrieb kaum möglich. Für zusätzliche Behandlungsstrategien bleibt dann so gut wie keine Zeit. Und da zum anderen in der Ausbildung zum Onkologen komplementäre Behandlungsverfahren kaum berücksichtigt werden, und diese vor allem wegen fehlender Finanzmittel zudem wenig erforscht sind – als Goldstandard zählen ausschließlich randomisierte, placebokontrollierte Doppelblindstudien –, lehnen die meisten Onkologen die Komplementärmedizin rigoros ab und betrachten diese gar als Zeit- und Geldverschwendung. Hinzu kommt, dass sich die Krebsärzte mehr mit der Erkrankung, nämlich dem Krebs, auseinandersetzen und nicht so sehr damit beschäftigen, wie schnell der Patient wieder auf die Beine kommt und wie er seine Selbstheilungskräfte selbst mobilisieren kann.

Und das ist das eigentliche Dilemma: Der Krebs wird therapiert, der Patient gleichzeitig geschwächt. Erschöpft muss er nach der Behandlung allein Sorge dafür tragen, sich zu stärken. Wenn er dann nicht einen vertrauten und kompetenten Arzt als Ansprechpartner hat, der ihn ernst nimmt und ihn in seinem

Bestreben, selbst etwas zu tun, unterstützt, wird er ganz selbstverständlich empfänglich für die vielen auf einem unübersichtlich großen Markt angebotenen Mittel und weiteren Therapiemöglichkeiten, ob es nun Vitamine, Spurenelemente, Enzyme, die Mistel oder ein Thymuspräparat, die Ozontherapie, Hyperthermie, die Pilze aus China oder das Salz aus dem Himalaja sind – und ich könnte hier fast unendlich lang fortfahren. Bestenfalls ist der Patient kritisch und plagt sich mit zahlreichen Fragen: Welche Mittel sind für mich und meine Krebserkrankung geeignet und welche gar schädlich? Sind die Anbieter seriös? Wie erfahre ich, ob Produkte aus dem Ausland nicht schadstoffbelastet sind? Wie lange dürfen zusätzliche für das Immunsystem stärkende Mittel eingenommen werden? Ist für eine komplementäre Behandlung ein Immunstatus, also eine spezielle Blutuntersuchung, die über die Aktivität des Immunsystems Auskunft gibt, erforderlich? Wie hoch ist die individuelle Dosierung für Vitamine, Spurenelemente und Enzyme? Welches Mistelpräparat ist für welche Krebsart geeignet? Darf alles miteinander kombiniert werden?

Sind wir unkritisch oder nicht informiert, wählen wir möglicherweise falsch. Wie viele Menschen greifen in ihrer Not zu hoch gepriesenen Wundermitteln gegen Krebs, die nicht selten auch bei Alzheimer, Migräne und gar Fußpilz ihre Wirkung versprechen, in der Gefahr, nicht nur Zeit, Geld und Energie zu verlieren, sondern vielleicht sogar noch ihre restliche

Gesundheit. Die Grenzen zwischen Scharlatanerie und wirklich wirksamen Präparaten sind fließend. Allein im Jahr 2006 lag in Deutschland der Umsatz für Naturheilmittel bei 1,4 Milliarden Euro, was einen großen Vertrauensbeweis in diese Mittel bedeutet, vor allem auch deswegen, weil deren Kosten überwiegend von den Patienten selbst getragen werden.

Hand in Hand

Ein halbes Jahr nach Abschluss der Therapie hatte ich endlich über eine Adressenliste der Gesellschaft für biologische Krebsabwehr »meinen« lang ersehnten Arzt gefunden. Er ist Onkologe und gleichzeitig Spezialist der komplementären Krebstherapie. Endlich gab es jemanden, der meine Beschwerden, meine Ängste bezüglich meines geschwächten Immunsystems und des Rezidivrisikos ernst nahm und mit mir ein Behandlungskonzept austüftelte. Zunächst besuchte ich seine Praxis dreimal pro Woche. Doch wurde mir das zu beschwerlich, denn es ging jedes Mal ein ganzer Vormittag drauf, meine Venen wurden immer schlechter, so dass ich mit ihm die einzelnen Therapiebausteine reduzierte und mich selbst zu Hause mit den empfohlenen und verordneten Mitteln versorgte. Wir sahen uns dann nur noch einmal im Monat, und das war gut so.

Eine große Last fiel von mir ab: Ich hatte einen Behandlungsleitfaden für mein neues Leben bekommen und somit eine enorme Sorge abgeben können.

Täglich schluckte ich nach Vorgabe meines Arztes Vitamine, Enzyme, Spurenelemente, und zweimal pro Woche verpasste ich mir eine Spritze. Mit dieser Therapie fühlte ich mich sicherer, meine Gedanken drehten sich nicht mehr im Kreis, und so stellten sich mehr Leichtigkeit und Lebensfreude ein – und manchmal sogar fast ein wenig Normalität. Allmählich gewann ich Zeit und Raum für andere Gedanken und Dinge, die ich tun wollte. Mir ging es zunächst von Tag zu Tag immer besser.

Zu dem Zeitpunkt wusste ich allerdings noch nicht, wie komplex zum einen das Gebiet der Komplementärmedizin ist und dass es zum anderen nicht ausreicht, mit dem einen oder anderen Mittel das Immunsystem zu stimulieren, sondern dass eine Vielfalt von Faktoren eine Rolle spielt, wenn wir langfristig gesundheitliche und psychische Stabilität wiedergewinnen wollen. Ich werde im Kapitel *Hoffnung, Schwindel und wahre Helfer* darauf zurückkommen.

Die großen Stützen der Gesundheit? – Ernährung und Bewegung

Rote Beeren versus Sahnetorte

Mythen und Märchen in der Ernährung …
doch was ist denn nun wirklich gesund?

Ein knuspriges, frisches Brötchen mit Butter bestrichen, darüber eine dicke Schicht kühles Nutella, dazu ein heißer Milchkaffee. Welch eine Köstlichkeit am Morgen! So liebte ich es. Über eine gegen den Krebs schützende Ernährung hatte ich mir vor meiner Erkrankung nie Gedanken gemacht. Ich aß immer das, was mir schmeckte, und hatte eine natürliche Vorliebe für Vollwertkost, vor allem Salate und Milchprodukte. Damit lag ich dann auch sicherlich nicht ganz so falsch, glaubte ich zumindest. Allerdings habe ich eine Schwäche für Süßigkeiten! Jeden Tag gönnte ich mir Schokolade oder ein Stück Kuchen, manchmal einen ganzen Schokoriegel und noch ein paar Gummibärchen dazu. Da ich nicht schnell zunahm und meine Zähne nicht gegen den Zucker protestierten, hatte ich mir über meine Nascherei keine Sorgen gemacht.

Als ich aber an Krebs erkrankte, änderte sich diese Gelassenheit gegenüber allem Essbaren schlagartig. Sofort auf der Akutstation – nach der ersten Brustoperation – ließ ich mir von meinen Angehörigen

Bücher über Ernährung bei Krebs mitbringen und kostete in Gedanken dicke und häufig nicht gerade schmackhaft anmutende »Eintöpfe« der Ratgebenden. Ich las Bücher von »Experten«, die strenge Krebs-diäten empfehlen, Bücher von Ökotrophologen über Krebs und Ernährung, ganze Wälzer über die Ernährungslehre nach der Traditionellen Chinesischen Medizin (TCM) und auch über die ayurvedische Ernährungsform. Und natürlich war ich zunächst aus lauter Angst, am Krebs sterben zu müssen, sehr offen für eine völlige Umstellung meiner Ernährung. Ich wollte alles tun, um die Heilung zu unterstützen. Recht schnell stellte sich jedoch ein ziemlich schwierig zu lösendes Problem ein: Jedes Buch war an sich absolut überzeugend. Nur, die Meinungen der einzelnen Autoren widersprachen sich teilweise erheblich. Für wen sollte ich mich entscheiden? Sollte ich mich nach Budny, Gerson, Bristol oder makrobiotisch ernähren? Dann müsste ich zwar auf vieles verzichten, dürfte dafür aber vielleicht überleben oder sogar gesund werden? Wäre die jahrtausendealte, bewährte chinesische Kostform möglicherweise richtig für mich – oder eher die ayurvedische? Oder entscheide ich mich für den Rat der Deutschen Gesellschaft für Ernährung, die fast alle Nahrungsmittel »erlaubt«, nach dem Grundsatz »von dem Ungesunden etwas weniger und von dem Gesunden ein bisschen mehr«? Diese Empfehlung hinterließ bei mir allerdings den enttäuschenden Eindruck, dass mit der Ernährung allein der Krebs nicht kleinzukriegen sei. Ich spürte immer wieder, dass ich viel lieber Ratgeber mit eindeutigen Vorschlägen, ja meinetwegen auch extremen Ansichten der Autoren las, denn sie versprachen, mal vorsichtig, mal behauptend, mögliche Heilung durch den täglichen Verzehr der richtigen Nahrungsmittel.

Die unterschiedlichen Meinungen der einzelnen Verfasser ließen mich zum Schluss jedoch ziemlich ratlos dastehen und warfen viele Fragen auf: Wer hat nun recht? Für welche Kostform soll ich mich entscheiden? Kann ich mir mit einer Krebsdiät schaden? Wie besorge ich mir die dafür empfohlenen Nahrungsmittel, und gibt es diese in meiner Nähe zu kaufen? Wie sind die Gerichte zuzubereiten? Wie viel Zeit möchte ich für das tägliche Kochen investieren und wie viel Geld dafür ausgeben? Würde ich meine Familie einbinden wollen und können – wo doch meine Kinder die gesunden Lebensmittel eher mit langen Zähnen anbeißen? Wie schnell sollte ich meine Ernährung umstellen? Bereits während der Chemotherapie oder erst nach der Behandlung? Obwohl zu der Zeit eine gesunde Ernährung kaum möglich war, da ich ja im Krankenhaus lag …

Dennoch wurde ich im Krankenhaus aktiv. Ich besorgte mir zunächst den damals sehr empfohlenen Lapacho-Tee und ließ ihn mir auf der Station aufkochen und in eine Thermoskanne abfüllen. Er verhieß gerade bei Krebs eine heilsame Wirkung, schmeckte aber ziemlich scheußlich. Heute kann ich ihn nicht mehr ohne Würgreiz trinken. Das Essen der Klinikküche war in Hinsicht auf gute, gesundheitsfördernde Eigenschaften eher Fehlanzeige, mehr schlecht als recht. Nur die von meiner Familie und meiner Freundin mitgebrachten Schlemmerkörbe mit Obst, frischen Säften und saftigem Brot sowie meine regelmäßigen abendlichen »Visiten« in Restaurants oder Besuche der Küchen meiner Freunde verhalfen mir in dieser Zeit zu einer einigermaßen abwechslungsreichen Ernährung.

Als ich dann als Chemopatientin wieder zu Hause war, wollte ich unbedingt nur die allergesündesten Nahrungsmittel zu mir nehmen, vor allem deswegen, weil ich während der Therapie keine Vitaminpräparate oder andere für das Immunsystem unterstützende Mittel einnehmen durfte. Meine Familie half mir dabei und versorgte mich mit frisch gepressten Orangensäften, selbst gebackenem Vollkornbrot und bunten Salaten. Da ich Angst hatte, mich durch eine strenge Krebsdiät möglicherweise zusätzlich zu schwächen, legte ich diese Therapieoption erst einmal auf Eis. Ich war zu der Zeit sehr abgemagert und sollte Pfunde draufpacken, auf keinen Fall jedoch weiter abnehmen. Doch im Verlauf der Tage und Wochen bekam ich hartnäckige Magenschmerzen, die kaum mehr zu ertragen waren. Immer häufiger musste ich nach Speisen suchen, die für mich bekömmlich waren, und so geschah es, dass ich eines Tages unter der hochdosierten Behandlung mit Medikamenten und Strahlen feststellte, dass mir die als gesund geltende Ernährung überhaupt nicht guttat. Ich begann meinen Magen zu fragen, was er denn zu verdauen wünsche, und er gab mir tatsächlich immer wieder die Antwort, dass ich fortan keine Säfte, Salate und Vollkornprodukte mehr verzehren sollte. Stattdessen trank ich warme Milch und Fencheltee, aß Zwieback, getunkt in Milch, mit Zucker gesüßt, Weißbrot, dick mit Butter bestrichen, Nudel- und Reisgerichte mit holländischen Saucen, ich löffelte steif geschlagene, süße Sahne und liter- weise Eis. Über diese Gerichte, die eine Wohltat für meine Mundschleimhaut waren, freute sich mein Magen, und ich nahm endlich ein wenig zu. Die Bauchschmerzen ebbten rapide ab, und durch mein sehr verbessertes Allgemeinbefinden konnte ich das Leben auch leben. Ich machte mir keine Sorgen über möglicherweise schädliche Nebenwirkungen, denn es gab eben nur gute Nebenwirkungen meiner zu der Zeit recht fettreichen und vitaminarmen Ernährung. Ich wusste, dass ich mein Essverhalten nach der The- rapie ganz schnell wieder ändern würde.

Die Onkologen befürworten sogar eine solche Ein- stellung des Patienten, nämlich nur das zu essen, was ihm auch bekommt. Der Rat, sich während der Krebstherapie gesund zu ernähren und möglichst viel Obst und Gemüse zu essen, bringt nichts, weil es häu- fig nicht vertragen wird. Die Ernährung unterscheidet sich in dieser Zeit deutlich von einer vernünftigen Kost für Gesunde. Krebskranke müssen in der Regel eher achtgeben, nicht an Gewicht zu verlieren, und das ist bei Verdauungsbeschwerden und der Veränderung der Geruchs- und Geschmackssinne gar nicht so einfach. Der Patient darf essen, was er verträgt und was ihm schmeckt, wobei aber kontrolliert werden muss, ob das auch ausreichend ist, so die Meinung der Onkologen, die sich kritisch mit dem Thema Ernährung in der Onkologie und bei der Kachexie, der gefährlichen Auszehrung der Krebspatienten, auseinandersetzen.

Mit einer raschen Kostumstellung nach der Therapie klappte es dann aber nicht so, wie ich es mir vorgestellt hatte, denn mein Magen gab noch lange kein grünes Licht für die gesunden Nahrungsmittel. Es dauerte mehrere Monate, bis ich wieder Gemüse, Obst und Vollkornprodukte zu mir nehmen konnte. Als es dann endlich so weit war und ich wieder vieles vertragen konnte, kam zunächst die makrobiotische Diät, die Milch- und Fleischprodukte gänzlich ausschließt, auf meinen Teller. Fast ein halbes Jahr ernährte ich mich nach einem entsprechenden Speiseplan. Mit dieser Diät ging es mir jedoch nicht besonders gut. Ich wurde nervös, nahm wieder ab und hatte immer das Gefühl, dass ich nicht satt würde und mir viele Nährstoffe fehlten. Heißhunger auf Fleisch, Käse und Süßes stellten sich ein. Außerdem waren die Einkäufe für die makrobiotische Ernährung sehr teuer, und meine Kinder zeigten mir Vögelchen, wenn ich ihnen ein solches Gericht auftischen wollte – sie aßen nicht mit.

Was mich allerdings am meisten störte, war, dass ich nur noch mit »Krebsgedanken« und »Krebsaugen« einkaufte und kochte. Mir verging allmählich regelrecht die Lust und Freude am Essen, obwohl eine mundende Mahlzeit im Kreis der Familie und mit Freunden das Leben so schön bereichern kann! Diese Erfahrung gab mir ganz deutlich zu verstehen, dass ich kein Typ für einseitige Krebsdiäten bin. Und ich wollte auf keinen Fall noch weitere spezielle Krebskostformen ausprobieren.

Im Laufe der letzten zehn Jahre habe ich dennoch ziemlich viel experimentiert und ausprobiert. So ernährte ich mich ein halbes Jahr lang nach den Empfehlungen der TCM – nachdem mich ein chinesischer Arzt untersucht und meine Konstitution bestimmt hatte. Seiner Ansicht nach bin ich ein feuchter Typ, verfüge über zu wenig Energie, also Chi, und sollte vorzugsweise »heiße« Speisen verzehren. Nach den fünf Elementen: Feuer, Metall, Wasser, Luft und Holz gab es morgens Reis oder Getreidebrei mit Früchten, mittags Suppen mit Reis und abends Getreidegerichte mit gekochten Tomaten, Paprika oder anderen wärmenden Gemüsesorten, dazu literweise Ingwerwasser. Mir wurde immer heißer und mein Magen fing an zu streiken, so dass ich letztendlich aufgab.

Interessant wurde für mich jedoch die aus Indien stammende ayurvedische Ernährungslehre, als ich während einer Rehamaßnahme einen ayurvedischen

Arzt kennenlernte, der ebenso meine Konstitution bestimmte und feststellte, dass ich entgegen dem Rat des chinesischen Arztes keine Hitze bräuchte, sondern vielmehr Kühlung. Seiner Meinung nach bin ich ein Pitta-Typ, der zumeist zu viel Feuer in sich trägt und vorzugsweise kühlende Speisen zu sich nehmen sollte. In der Klinik gab es einen ayurvedischen Speisesaal, den ich daraufhin täglich aufsuchte. Tatsächlich bekam mir die Kost sehr gut, ich fühlte mich schnell rundum wohl und nahm mir vor, nach der indischen Lehre zu kochen, wenn ich wieder zu Hause sein würde. Doch auch diese Kostform konnte und wollte ich nicht konsequent in meinem Alltag durchsetzen. Mir fehlten meine Schokolade, das Stück Sahnetorte, das Gläschen Wein und die Schokoriegel und Gummibärchen. Außerdem war die Zubereitung der Gerichte sehr zeitaufwendig. Und da wieder einmal meine Familie einen Hungerstreik ankündigte, musste ich zweifach kochen. Die Situation wurde verkrampft, erwürgte erneut die Lebensfreude – und ich gab abermals auf.

Was ich auch probierte, immer wieder fiel ich zurück in meine ganz eigenen Essgewohnheiten und Vorlieben und verließ allmählich alle Vorschriften sämtlicher von mir studierter Ratgeber über Krebsdiäten. Dank der umfangreichen Lektüre, die ich über gesunde Ernährung auch in Bezug auf Krebsprävention betrieben hatte, erlangte ich wertvolles Wissen über eine Vielzahl von gegen Krebs schützenden Sub-

stanzen, die in wirklich zahlreichen für mich schmack-
haften Lebensmitteln vorhanden sind. So hat sich mit
der Zeit mein Essverhalten insofern verändert, dass
ich heute häufiger gesunde Lebensmittel einkaufe als
früher und diese auch anders zubereite. Ich weiß nun
zum Beispiel, dass die knackigen Kreuzblütler wie
Broccoli, Rosen- und Blumenkohl bevorzugt verzehrt
werden sollten. Wichtig ist, dass dieses Gemüse frisch
– also nicht tiefgefroren – ist, wir es am besten zum
Schutz der guten Wirkstoffe im Wok zubereiten und
sehr gut kauen sollten, da nämlich dann erst einzelne
Wirkstoffe aus den jeweiligen Zellkammern des
Gemüses freigesetzt werden und untereinander wiederum neue krebshemmende Verbindungen eingehen
können. So geht aus einer großen Untersuchung hervor, dass Chinesinnen, die täglich Kreuzblütler verzehren, ein um 50 Prozent geringeres Risiko haben, an
Brustkrebs zu erkranken, als Frauen, die keine zu sich
nehmen, und zwar unabhängig vom Sojaverzehr. Eine
Untersuchung in Schweden, bei der 5 000 Frauen
täglich ein bis zwei Portionen Kohl zu sich nahmen,
bestätigt dies durch ein ähnliches Ergebnis.

Rote Beeren wie Erdbeeren, Himbeeren, Heidelbee-
ren oder Cranberries sollte man wegen des hohen Ge-
halts an wertvollen Polyphenolen ebenfalls häufig zu
sich nehmen, aber auch die schwarze Schokolade mit
einem Kakaoanteil von 70 Prozent ist richtig gesund.
Untersuchungen zeigen, dass eine heiße Schokolade
eine drei Mal höhere antioxidative Wirkung aufweist

als eine Tasse grüner Tee und doppelt so viel wie ein Glas Rotwein. Liebend gern trinke ich heiße Schokolade – und wenn sie gar noch eine heilsame Wirkung verspricht, dann liebe ich sie gleich noch mehr!

Kurkuma, das jahrtausendealte leuchtend gelbe Gewürz, hat eine stark krebsschützende Wirkung – zurzeit laufen diesbezüglich interessante Untersuchungen –, und es ist unter anderem auch im Curry enthalten. Da dem Curry meist auch Pfeffer beigemengt ist, und das Molekül des Pfeffers wiederum notwendig ist, um die Aufnahme des Curcumin im Körper zu erhöhen, darf Curry in meiner Küche nicht fehlen. Curry mochte ich schon als Kind sehr gern, und nun freue ich mich über seine zusätzliche positive Wirkung auf die Gesundheit. Ich weiß heute, dass ich Tomaten kochen sollte, am besten mit ein wenig Fett, weil sich nämlich dann erst die krebshemmende Wirkung aus dem roten Farbstoff, das Lycopin, entfalten kann. Alle in meiner Familie, groß und klein, essen gern Spaghetti mit Tomatensauce – es passt endlich einmal!

Bei all dem Wissen bin ich dennoch manchmal unsicher. Es gibt immer wieder neue Erkenntnisse und daher Empfehlungen – doch viele davon werden nach einer Zeit wieder zurückgerufen oder gar als gesundheitsschädlich erklärt, Stichworte: Soja, Kaffee, Wein … Wichtig ist, kritisch zu sein, sich zum einen zu fragen, aus welcher Quelle die Empfehlungen kommen, und zum anderen, welche Untersuchungen oder Studienergebnisse ihnen zu Grunde liegen. Wenn ich so gar nicht weiß, ob eine neue für mich bedeutsame Information nun als richtig oder falsch einzustufen ist, wende ich mich an Fachleute, die sich auf dem jeweiligen Gebiet wirklich bestens auskennen und die gesunde Mitte finden. Davon gibt es wenige – aber es gibt sie! Ich habe sie zumeist auf meinen Vortragsreisen kennengelernt. Aber sie lassen sich auch durch Fachgesellschaften und Selbsthilfegruppen (im Anhang finden Sie eine Auswahl) ausfindig machen und auf Patienten-Informationsveranstaltungen treffen, die regelmäßig bundesweit in vielen Städten für unterschiedliche Krebserkrankungen stattfinden.

Ernährung, Bewegung und komplementäre Therapien bei Krebs sind wichtige Themen, die auf Informationsveranstaltungen durch namhafte Referenten behandelt werden. Dadurch durfte ich einige Experten, die auch noch richtig nette Menschen sind, persönlich kennenlernen. Sie bereichern meinen Wissensschatz und verhelfen mir durch ihren Rat auch ganz konkret zu mehr Lebensqualität. Ich freue mich sehr, zu dem Thema Ernährung die Experten Herrn Prof. Beuth und Herrn Prof. Zänker mit ins Boot nehmen zu dürfen, denn auf den folgenden Seiten geht es um knifflige Fragen, die mich wie auch viele andere Krebspatienten und ebenso Gesunde beschäftigen. Der Mediziner Prof. Dr. Josef Beuth leitet seit 1999 das Institut zur wissenschaftlichen Evaluation (= Bewertung) naturheilkundlicher Verfahren an der Universität Köln. Laut ministeriellem Auftrag dient das

Institut der wissenschaftlichen Forschung, Lehre und Information im Bereich von Naturheilkunde bzw. Komplementärmedizin. Der Mediziner Prof. Dr. mult. Kurt S. Zänker ist Facharzt für Biochemie und Direktor des Instituts für Immunologie der Universität Witten/Herdecke. Beide werden im Folgenden mit zu Wort kommen.

Soja, ja oder nein?

Eine lange Zeit wurde durch die Medien und in den Apotheken propagiert, an Brustkrebs erkrankte Frauen sollten bevorzugt Sojaprodukte essen. Hochdosierte, mit Soja-Isoflavonoiden angereicherte Nahrungsergänzungsmittel wurden uns in den Apotheken zum Kauf angeboten. Die angepriesene gesundheitliche Wirkung klang durchaus plausibel, so aßen wir Soja, schluckten Pillen und glaubten uns sicherer. Doch dann kam quasi über Nacht die Nachricht, dass wir, die wir einen Östrogenrezeptor-positiven Tumor haben, laut aktuellen Studienergebnissen den Verzehr stark einschränken und auf gar keinen Fall hochdosierte Sojaprodukte in Form von Kapseln oder Tabletten einnehmen sollten. Von jetzt auf gleich waren sojahaltige Nahrungsergänzungsmittel für Brustkrebspatientinnen vom Markt genommen. Fast 75 Prozent der brustkrebskranken Frauen haben einen Tumor mit diesem Rezeptor. Tausende von Frauen waren also nun höchst verunsichert.

Für viele Betroffene stellt sich bis heute die Frage, ob sich der Verzehr von Soja nicht doch günstig auswirken und möglicherweise ein Rezidiv verhindern könne. Immerhin gibt es die guten Daten aus dem asiatischen Raum, aus denen hervorgeht, dass ein regelmäßiger, gar täglicher Verzehr von Soja das Brustkrebsrisiko um bis zu 50 Prozent verringern kann.

Annette Rexrodt von Fircks: Herr Prof. Beuth, was empfehlen Sie Frauen, die an Brustkrebs leiden oder bereits daran erkrankt waren: Sollten sie täglich Soja verzehren? Warum ist es möglicherweise schädlich? Sollten gesunde Frauen und Männer vermehrt Sojaprodukte zu sich nehmen, weil diese vielleicht vor Brust- und Prostatakrebs zu schützen vermögen?

Prof. Josef Beuth: Sojabohnen bzw. Sojaprodukte (beispielsweise Sojamilch, Sojaflocken, Tofu, Miso, Tempeh) sowie viele Getreidesorten (beispielsweise Leinsamen, Weizen, Roggen) enthalten sogenannte Phytoöstrogene (pflanzliche Östrogene). Phytoöstrogene sind dem Geschlechtshormon Östrogen in Aufbau und Wirkung ähnlich, allerdings ist die Wirkung um den Faktor 1000 niedriger. Aufgrund ihrer hormonähnlichen Wirkung wird ihnen unter anderem eine krebsvorbeugende Aktivität nachgesagt. Diese Annahme beruht auf der Beobachtung, dass asiatische Frauen, die traditionell reichlich Sojaprodukte essen, seltener an Brustkrebs erkranken als europäische bzw. amerikanische Frauen (asiatische Männer erkranken entsprechend seltener an Prostatakrebs). Daraus wurde schließlich gefolgert, dass eine phytoöstrogenreiche Ernährung (bzw. die Einnahme von phytoöstrogenhaltigen Nahrungsergänzungsmitteln) auch in unserem Kulturkreis eine Brust- und Prostatakrebsprophylaxe möglich mache.

Diese Annahme ist allerdings in Frage zu stellen, da japanische Frauen, die in die USA oder nach Europa auswanderten, die gleiche Brustkrebshäufigkeit zeigen wie die heimischen Frauen, auch wenn sie die traditionellen Ernährungsgewohnheiten beibehalten haben. Daraus wird ersichtlich, dass die traditionellen Ernährungsgewohnheiten nicht die alleinige Ursache der reduzierten Brustkrebshäufigkeit japanischer Frauen sein können, sondern dass weitere bislang nicht erforschte kulturelle Einflussmöglichkeiten zum Tragen kommen. Ernährungswissenschaftlich sind phytoöstrogenhaltige Lebensmittel empfehlenswert, da sie unter anderem als Ballaststoffe und sogenannte sekundäre Pflanzenstoffe (bioaktive Substanzen) wertvoll sind.

➡ **Experten-Tipp:**
Achten Sie immer darauf, dass Ihnen Ihr Essen schmeckt – solange Sie das Normgewicht beibehalten. Nahrungsmittel, und so auch die phytoöstrogenhaltigen Produkte, sollten nicht hauptsächlich unter Gesundheitsaspekten verzehrt werden, sondern um Körper, Seele und Gefühlswelt in Einklang zu

bringen. Auf diese Weise erreichen Sie eine optimale Vorbeugung, auch gegen Krebs.

Frauen, die an einem Hormon- (Östrogen-/Gestagen-) Rezeptor-positiven Brustkrebs erkrankt sind bzw. waren, sollten hochdosierte phytoöstrogenhaltige Extrakte (unter anderem Isoflavone, Soja-, Rotklee-extrakte), Arzneimittel oder Nahrungsergänzungsmittel nicht einnehmen. Mit derartigen Präparaten, die Phytoöstrogene in konzentrierter Form enthalten, werden relevante Mengen Phytoöstrogen zugeführt, die sich an die Rezeptoren der Brustkrebszellen anlagern und die Zellen zum Wachstum anregen können. Diese Warnung betrifft jedoch nicht die mit Soja bzw. Soja-produkten oder Getreide aufgenommenen geringen Mengen an Phytoöstrogen der normalen Ernährung. Achtung: Das Bundesinstitut für Risikobewertung hat in einer Stellungnahme darauf hingewiesen, dass die be-haupteten positiven Wirkungen (unter anderem die Linderung von Wechseljahrsbeschwerden) von Isoflavon-bzw. Phytoöstrogen-haltigen Nahrungsergänzungs-mitteln wissenschaftlich nicht gesichert sind.[1]

Annette Rexrodt von Fircks: Sollten aber sojahaltige Lebensmittel vermehrt verzehrt oder ganz bewusst in den Speiseplan eingebaut werden, wenn man sie bislang wenig oder gar nicht aß?
Prof. Josef Beuth: Wer diese Lebensmittel geschmack-lich mag, kann das gern tun.

Rotes, weißes oder gar kein Fleisch

Ich esse gern ab und zu ein schönes Stück Fleisch, am liebsten vom Rind oder Lamm, am besten gegrillt und medium-rare. Immer mehr Forscher lassen verlauten, dass wir auf Fleisch, vor allem rotes Fleisch, verzichten und wenn überhaupt eher weißes Fleisch verzehren sollten. So berichten US-amerikanische Wissenschaftler nach der Auswertung einer prospektiven Beobachtungsstudie in den »Archives of Internal Medicine« 2006, dass der Verzehr von rotem Fleisch bei jüngeren Frauen das Risiko für die Entstehung hormonempfindlicher Brusttumoren zu steigern scheint. Bei den Frauen in der Studie, die am Tag 1,5 Fleischmahlzeiten zu sich nahmen, stieg das Risiko gegenüber den Frauen, die drei oder weniger Fleischgerichte pro Woche aßen, um das Zweifache an.

Eine weitere groß angelegte Studie des amerikanischen National Cancer Institutes, die über acht Jahre lang lief und an der 494 000 Teilnehmer, im Alter zwischen 50 und 71, mitgewirkt haben, zeigt: Diejenigen, die besonders viel rotes Fleisch (Rind, Schwein, Lamm) verzehrten, hatten ein 20 Prozent erhöhtes Risiko an Darmkrebs und ein 16 Prozent höheres Risiko an Lungenkrebs zu erkranken. Auch verarbeitetes rotes Fleisch (Wurstwaren) steht in Zusammenhang mit Krebserkrankungen.

Und im Oktober 2008 erschien im *Spiegel* ein Interview mit Harald zur Hausen, Nobelpreisträger

für Medizin, Erfinder des Impfstoffs gegen Gebär-
mutterhalskrebs, in dem er vor dem Verzehr von un-
genügend gegartem Fleisch warnt. Rohes rotes Fleisch
könne aufgrund der sogenannten Polyoma-Viren, die
den Bratvorgang selbst bei 60 Grad im Inneren eines
medium-rare Steaks problemlos überleben, Krebs auslösen. Diese Viren seien in der Lage, »in menschlichen
Zellen Gene abzulagern. Dort könnte dies im Zusammenspiel mit weiteren genetischen Veränderungen zur
Umwandlung in eine Krebszelle führen«, so zur Hausen.

Da wird einem Fleischliebhaber ja ziemlich mul-
mig. Ich bin kein Vielfraß des roten Fleischs. Allerhöchstens einmal in der Woche gönne ich mir ein
Stück vom Rind oder Lamm, dann allerdings immer
medium.

Fleischprodukte sind aber auch eine wesentliche
Quelle lebensnotwendiger Nährstoffe wie Eisen, Selen
oder Zink und liefern neben den Proteinen wichtige
Vitamine wie das Vitamin A und Vitamin B 12. Würden wir nicht einen Mangel erfahren, wenn wir gänzlich auf sie verzichten? Wieder hatte ich eine Menge
Fragen an den Experten.

Annette Rexrodt von Fircks: Was können Sie Betroffenen zum Thema Fleisch sagen? Wie viel pro Woche
ist noch gesund? Würde sich bei einer fleischfreien
Ernährung ein Mangel an Vitaminen und Spurenelementen einstellen?

Prof. Josef Beuth: Eine ausgewogene Ernährung sollte laut Deutscher Gesellschaft für Ernährung (DGE) täglich Obst, Gemüse, Getreide und Milchprodukte enthalten sowie ein- bis zweimal pro Woche Fleisch, Wurstwaren, Fisch oder Eier. Bezogen auf lebensnotwendige Nährstoffe wie Eisen, Selen, Zink oder Vitamine decken die empfohlenen Mengen von etwa 300 bis 500 Gramm Fleisch und Wurst pro Woche den Bedarf. Fleisch und Wurst sind also keine direkte Gefahr für die Gesundheit des menschlichen Organismus, wenn sie mengenmäßig nicht übertrieben verzehrt werden.

Aber es ist auch möglich, ohne Fleisch alle lebensnotwendigen Nährstoffe aufzunehmen, dies bedarf allerdings einer wohl überlegten Zusammenstellung der Nahrungsmittel. Wichtig wäre auch an dieser Stelle wieder: Achten Sie immer darauf, dass Ihnen Ihr Essen auch schmeckt!

Annette Rexrodt von Fircks: Warum sollten wir bevorzugt weißes Fleisch essen?

Prof. Josef Beuth: Aus ernährungswissenschaftlicher Sicht wird weißes Fleisch (Geflügel, Fisch) eher empfohlen als rotes Fleisch (Rind, Lamm, Schwein). Dies liegt unter anderem am unterschiedlichen Gehalt an mehrfach ungesättigten Fettsäuren und Eisen. Während die ungesättigten Fettsäuren wichtige Schutzfunktionen erfüllen, könnte insbesondere der hohe Eisengehalt im roten Fleisch krebserregend sein.

Wissenschaftlich ist seit längerem belegt, dass Eisen ein so genanntes Ko-Karzinogen, eine krebserregende Substanz, für Schleimhautzellen des Magen-Darm-Traktes sowie bei Überschuss ein Wachstumsfaktor auch für Krebszellen sein kann.

Annette Rexrodt von Fircks: Ist rotes blutiges Fleisch gänzlich vom Speiseplan zu streichen?
Prof. Josef Beuth: Der Gefahr der Übertragung von Viren über Fleisch infizierter (aber nicht unbedingt kranker) Rinder bzw. anderer Tiere kann relativ einfach begegnet werden, indem das Fleisch durchgebraten, durchgegrillt bzw. durchgekocht wird. Auch wenn das argentinische, englische oder deutsche Steak Ihnen in der Zubereitung »medium-rare« noch so gut schmecken sollte: Hier könnte eine Gefahrenquelle für die Entstehung eines Krebses leicht behoben werden, was durchaus empfehlenswert wäre.
Vielleicht sollten wir alle in der heutigen »Geiz ist geil«-Epoche unsere Lebensgrundlage (insbesondere unsere Ernährung) mehr wertschätzen. Der gesunde Menschenverstand signalisiert bereits bei den extremen Billigangeboten beispielsweise für Fleisch und Wurstwaren, die uns in manchen Supermärkten locken, dass die Qualität der Produkte nicht sehr hoch sein kann. Die Lebensmittelskandale der jüngsten Vergangenheit machen den Einkauf von Lebensmitteln zur Vertrauenssache. Es ist daher zu empfehlen, vermehrt auf Gütezertifikate zu achten, beispielsweise Bio, insbe-

sondere dann, wenn Sie Ihr Steak nicht ausschließlich »well done« essen möchten!

Schützt Kaffee vor Krebs?

Als ich vor zehn Jahren die Diagnose erhielt, lernte ich eine junge Frau kennen, die etliche Jahre zuvor ebenfalls an Brustkrebs erkrankt war und mir dringend riet, keinen Kaffee oder schwarzen Tee mehr zu trinken, da beide Getränke Wachstumsfaktoren für Krebszellen enthielten. Sie verfolgte auf dem Weg zur Heilung die anthroposophische Richtung, sie wirkte gesund und absolut fit. Als ich mich näher damit beschäftigte, überlegte ich tatsächlich, ob ich auf meinen heißgeliebten Kaffee verzichten sollte, von dem ich drei bis vier Tassen täglich trank. Heute wird Kaffee wegen seiner gesundheitsfördernden Wirkung immer mehr empfohlen. *Plus ça change plus c'est la même chose*, sagt eine französische Redensart: »Je mehr sich etwas ändert, desto mehr bleibt alles beim Alten.« Laut einer schwedischen Studie, die an den Universitäten in Lund und in Malmö durchgeführt und im Frühjahr 2008 veröffentlicht wurde, heißt es, dass zwei bis drei Tassen Kaffee am Tag das Brustkrebsrisiko für Östrogenrezeptor-positive Tumore zu senken und eine drohende Krebserkrankung hinauszuzögern vermögen.

Annette Rexrodt von Fircks: Trägt der Genuss von Kaffee tatsächlich zur Gesundheit bei, und können

Frauen dadurch ihr Brustkrebsrisiko senken? Können Sie die Empfehlung, täglich zwei bis drei Tassen Kaffee zu trinken, unterstreichen?

Prof. Josef Beuth: Kaffee, in angenehmer Gesellschaft und Atmosphäre genossen, entspannt, baut Stress ab und kann somit absolut förderlich für die Gesundheit sein. Bereits Hippokrates hat auf den Wert von Ernährung und Lebensstil für die Erhaltung der Gesundheit hingewiesen, was heute aktueller denn je ist. Im Zeitalter des Functional Food werden Bestandteile der Nahrung bis in die Einzelmoleküle zerlegt und zuweilen aufgrund wenig aussagekräftiger experimenteller Laboruntersuchungen als »Heilsbringer« auf den Markt gebracht. Auch sogenannte Studien zu Einzelbestandteilen der Nahrung (wie Kaffee, Milch, Rotwein, Fleisch) oder gar deren Komponenten (wie Vitamine, Spurenelemente, sogenannte sekundäre Pflanzenstoffe) erfreuen sich oft eines großen Presseinteresses, ohne allerdings die komplexen Zusammenhänge von Ernährung, Lebensstil, Psyche und vieles mehr zu berücksichtigen. Der Wert solcher Studien und daraus abgeleiteter Ratschläge ist eher begrenzt. Wenn von einer skandinavischen Forschergruppe in einer Studie gezeigt wurde, dass zwei bis drei Tassen Kaffee pro Tag bei Frauen das Risiko reduzieren, an ganz bestimmten Formen des Östrogenrezeptor-positiven Brustkrebses zu erkranken, oder eine drohende Erkrankung hinauszögern, dann ist ein großes Presseecho vorprogrammiert. Allerdings wird das Fazit des Forscherteams meist unterschlagen, das lautete in dem Fall nämlich, dass es für eine Trinkempfehlung für Kaffee gegen Brustkrebs noch zu früh ist.

Dem bleibt als Tipp nur hinzuzufügen: Genießen Sie Ihren Kaffee! Täglich zwei bis drei Tassen sind in Ordnung. Wenn dieser Genuss dann auch noch der Gesundheit dient, umso besser.

Milchprodukte – Freund oder Feind?

Da gibt es Experten, die dringend dazu raten, Milchprodukte am besten gänzlich vom Speiseplan zu streichen, weil diese den Körper übersäuern und das Bindegewebe, die sogenannte Matrix, verschlacken, was einen Nährboden für Krebs biete. Aber noch viel besorgniserregender sei, so diese Forscher, dass in der Milch enthaltene schädliche Substanzen, vor allem die Hormone Östrogen und Prolaktin und der insulinähnliche Wachstumsfaktor IGF-1, im Verdacht stehen, Brust- und Prostatakrebs zu fördern. Verfechter dieser Meinung widerlegen den Einwand von Milchbefürwortern, dass alle krebsfördernden Substanzen während der Verdauung zerstört würden, mit der Gegenbehauptung, dass das in der Milch enthaltene Kasein den Wachstumsfaktor IGF-1 vor der Aufspaltung sogar schütze und er somit schädlich bliebe. Das IGF-1 in der Milch dient dazu, so die Anti-Milch-Verfechter, Zellen größer werden zu lassen, was eine ideale Nahrung für Kälber sei, die schließlich wachsen und gedeihen sollen. IGF-1 regt also das Zellwachstum an. Zahlreiche kanadische und amerikanische Forscherteams zeigen anhand von Untersuchungen, dass Frauen und Männer mit einem hohen IGF-1-Spiegel im Blut ein vielfach höheres Risiko haben, an Brust- und Prostatakrebs zu erkranken, als diejenigen mit niedrigem Pegel. Es gibt zahlreiche interessante Bücher über den »Schädling« Milch. Einige Krebsüberlebende berichten über ihre Genesung aufgrund der Tatsache, dass sie Milchprodukte gänzlich aus ihrem Speiseplan gestrichen hatten.[2]

Auf jeden Fall – und vielleicht o Schreck? – bin ich eine große Milchkonsumentin, und das von Kindesbeinen an. Milchprodukte sind meine Proteinquelle Nummer 1. Ich liebe fast alle Käsesorten, Quarkspeisen, Joghurts, Eiscreme, ja eigentlich alles, was aus Milch erzeugt wird. Sollten Milchprodukte die Krebsentstehung und einen Rückfall begünstigen, so wäre ich in größter Gefahr.

Annette Rexrodt von Fircks: Können Sie die Beobachtungen und Erkenntnisse bestätigen, nach denen sich der Konsum von Milchprodukten krebsfördernd auswirkt? Sollten wir den Verzehr von Molkereierzeugnissen eher reduzieren oder ganz einstellen, um gesund zu werden oder zu bleiben?
Prof. Josef Beuth: Milch bzw. Milchprodukte wie Käse, Joghurt, Quark, Butter sind Naturprodukte, die wertvolle Nährstoffe in optimaler und ausgewogener

Zusammensetzung enthalten, darunter Milcheiweiß, Milchfett, Milchzucker, Vitamine sowie insbesondere die Mineralstoffe Kalzium und Kalium. Befürchtungen hinsichtlich der Brust- bzw. Prostatakrebs-fördernden Wirkung von Milch bzw. von in der Milch enthaltenen Bestandteilen (insbesondere Wachstumsfaktoren, Hormone sowie immunologische Botenstoffe, sogenannte Zytokine) sind wissenschaftlich nicht haltbar. Da Milch bzw. Milchprodukte getrunken oder gegessen werden, sind sie den natürlichen Abbauprozessen im Magen-Darm-Trakt unterworfen (beispielsweise den Magen- und Gallensäuren sowie Enzymen). Dies trifft selbstverständlich auch für Wachstumsfaktoren, Hormone und Zytokine zu, die in ihrer Struktur zerstört werden und ihre Aktivität verlieren. Werden diese Bestandteile jedoch aus der Milch isoliert und in experimentellen Versuchsanordnungen, also im Reagenzglas, mit Krebszellen bebrütet, dann kann in der Tat ein verstärktes Zellwachstum nachgewiesen werden. Aber Achtung: Ergebnisse aus experimentellen Versuchsanordnungen, insbesondere solche mit nicht ordnungsgemäßer Anwendung von Testsubstanzen, können nie direkt auf den Menschen übertragen werden, auch wenn sie noch so plausibel erscheinen! Wissenschaftlich aussagekräftiger ist eine norwegische Studie (veröffentlicht im Jahre 2001 im International Journal of Cancer), die aufzeigte, dass regelmäßiger Milchverzehr (Optimum 3 Gläser à 0,2 l pro Tag; von der Kindheit bis ins Erwachsenenalter) das Risiko von Frauen, an Brustkrebs zu erkranken, signifikant verringerte.[3]

➡ **Experten-Tipp:**
Betrachten Sie Milch als Nahrungsmittel und nicht als Getränk, denn ansonsten verleitet das zu übermäßigem, kalorienreichem Verzehr. Gesund werden bzw. gesund bleiben ist mit Milch und Milchprodukten möglich, wenn sie Bestandteile einer ausgewogenen Ernährung sind und Sie es mengenmäßig nicht übertreiben. Achten Sie wiederum darauf: Es muss Ihnen (ganz individuell) schmecken!

Wein – und wie viel Alkohol darf sein?

»Ein Tröpfchen in Ehren, kann doch niemand verwehren.« So heißt ein Sprichwort. Bereits Hippokrates sagte über die Heilwirkung des Weines: »Der Wein ist ein Ding, in wunderbarer Weise für den Menschen geeignet, vorausgesetzt dass er, bei guter und schlechter Gesundheit, sinnvoll und im rechten Maße verwendet wird.«

Alkohol soll in geringen Mengen tatsächlich gesund sein, er erhöht unter anderem das gute Cholesterin (HDL) und schützt somit die Gefäße – wobei dem Wein eine besondere Bedeutung zukommt. Seit Ende des 20. Jahrhunderts wird er als gesundheitsförderndes Getränk empfohlen. Dass die Franzosen zum Beispiel nur halb so oft einen Herzinfarkt erleiden wie die

Amerikaner oder Engländer, schreibt man ihrem regelmäßigen Weinkonsum zu. Ganz besonders gut scheint der Rotwein aufgrund seiner zahlreichen Polyphenole – bis zu zwei Gramm pro Liter – zu sein, worunter das Polyphenol Resveratrol eine besonders wichtige Rolle spielt. Denn Resveratrol besitzt krebshemmende Eigenschaften, es ist ein Molekül, das tatsächlich Tumore angreifen und sämtliche Entwicklungsphasen von Krebs einschränken kann. So soll unter allen alkoholischen Getränken lediglich der Wein, vor allem der Rotwein, einen Schutz vor Krebs bieten können. Bier oder Spirituosen können dagegen das Risiko für bestimmte Krebsarten sogar erhöhen. Traubensäfte übrigens weisen durch die fehlende Vergärung leider nur ein Zehntel der Menge des Resveratrols auf, die im Rotwein vorhanden ist.

Nun ist jedoch seit neuester Zeit eine ganz andere, sehr warnende Stimme zu hören, die sagt: Alkohol führt zu schädlichem Stress in der Leber, so dass krebserregende Substanzen entstehen, die nicht verstoffwechselt werden können. Er erhöht die Durchlässigkeit der Zellgrenzen, so dass krebserregende Stoffe leichter in die Zelle gelangen können. Er steigert das Wachstum der Brustzellen und erhöht die Östrogenkonzentration im Blut. Letzteres ist äußerst ungünstig für eine an Brustkrebs erkrankte Frau mit einem Östrogenrezeptor-positiven Tumor. Eine kürzlich veröffentlichte Metaanalyse von sechs Studien mit insgesamt 322 647 Frauen, darunter 4335 Frauen mit Brustkrebs, zeigt zwischen täglichem Alkoholkonsum und Brustkrebsrisiko einen linearen Zusammenhang. Eine weitere Metaanalyse von 89 Studien sagt aus, dass 10 Gramm Alkohol pro Tag – das entspricht ungefähr 0,1 Liter Wein – das Risiko, an Brustkrebs zu erkranken, um 10 Prozent steigert. Schlanke Frauen mit einem niedrigen BMI vertrügen sogar noch weniger Alkohol hinsichtlich des Brustkrebsrisikos. Nach diesen Studienergebnissen müssten wir Frauen den Alkohol aus unserem Leben gänzlich verbannen. Soll vor allem der gute Tropfen Wein nur noch den Männern vorbehalten sein?

Annette Rexrodt von Fircks: Was würden Sie zum Thema Alkohol und Krebs sagen? Empfehlen Sie regelmäßigen, aber maßvollen Wein-Genuss, weil er möglicherweise vor Krebs und anderen Erkrankungen schützen kann?

Prof. Josef Beuth: Ein Glas Rotwein zu einem guten Essen oder in angenehmer Atmosphäre mit guten Freunden stimuliert das psychoneuroimmunologische Netzwerk und geht unter anderem mit der Freisetzung von ß-Endorphinen, sogenannten Glückshormonen, einher. Dies wiederum aktiviert sämtliche Regelkreise des menschlichen Organismus und trägt dazu bei, glücklich, zufrieden und somit gesund zu bleiben. Des Weiteren ist wissenschaftlich belegt, dass der mäßige Genuss von Rotwein (etwa 0,1 l pro Tag) unter anderem vor Herz-Kreislauf-Erkrankungen, Gefäßschäden sowie Männer vor Prostatakrebs schützen kann.

Annette Rexrodt von Fircks: Was empfehlen Sie gesunden Frauen? Und dürfen an Brustkrebs erkrankte Frauen mit einem Hormonrezeptor-positiven Tumor überhaupt noch das Glas Wein genießen, oder setzen sie sich dadurch einem erhöhten Rückfallrisiko aus?

Prof. Josef Beuth: Die weibliche Brust reagiert sehr empfindlich auf Alkoholkonsum, was sich an einer Steigerung des relativen Brustkrebs-Risikos um den Faktor 2 bis 3 zeigt. Die Steigerung des Brustkrebsrisikos durch Alkohol ist vergleichbar mit der Steigerung durch Mastopathie (übermäßig verdichtetes Brustdrüsengewebe), Bewegungsmangel, Übergewicht oder Kinderlosigkeit. Daher rät die DGE, dass Frauen auf Alkohol komplett verzichten sollten.

An dieser Stelle sei die Anmerkung erlaubt, dass die Entstehung von Brustkrebs ein sehr komplexes Geschehen ist, das nicht auf eine Ursache (wie beispielsweise mäßigen Alkoholgenuss) zurückgeführt werden kann. Neben erblichen Faktoren, Alter, Geschlecht und Umweltbelastung erhöht insbesondere der individuelle Lebensstil (mit Übergewicht, Bewegungsmangel, Rauchen, übermäßigem Fleischkonsum) das Risiko, an Brustkrebs zu erkranken.

In meiner langjährigen praktischen Tätigkeit habe ich des Öfteren erfahren, wie belastend es für Menschen sein kann, wenn dogmenartige Ratschläge erteilt werden. Als Beispiel möchte ich eine 85-jährige Dame nach kurativ behandeltem Brustkrebs zitieren, die weinend in meinem Beratungszimmer saß und mir berichtete: »Ich war gestern auf der Hochzeit meiner Enkeltochter. Ich habe mich riesig gefreut, habe aber auch sehr gelitten, da alle nach der Trauung mit einem Glas Sekt angestoßen haben, nur ich nicht. Mein Onkologe hat mir nämlich verboten, auch nur einen Tropfen Alkohol zu trinken, weil dann der Krebs wiederkomme.« So weit sollten die »gut gemeinten« Ratschläge eigentlich nicht gehen. Eine ganzheitliche Betrachtung inklusive der psychischen, emotionalen und immunologischen Aspekte wäre sinnvoller.

➡ Experten-Tipp:
Es ist schwierig, irgendeine Empfehlung zum Alkoholkonsum zu geben, da größere Mengen Krebs auslösen können. Aus gesundheitlichen Erwägungen sollten allenfalls moderate Mengen (0,1 l pro Tag) und vorzugsweise Rotwein konsumiert werden. Und wenn Sie sich ein Glas Rotwein gönnen, dann immer mit Genuss und nie mit einem unguten Gefühl!

Krebszellen lieben Zucker …

Zurzeit empfehlen einige Krebsforscher auf dem Gebiet der Ernährung vor allem Krebspatienten, den Verzehr von Kohlenhydraten drastisch zu senken – am besten auf weniger als 70 Gramm täglich. Ihren Beobachtungen und Recherchen zufolge würde dann der reine Zucker, also Glukose, rar und stünde den Krebszellen nicht mehr als Hauptenergielieferant zur Verfügung.

Bereits 1920 hatte der Biochemiker und Nobelpreisträger Otto Heinrich Warburg erkannt, dass sich Krebszellen ganz anders ernähren als gesunde Zellen und somit auch über einen völlig anderen Stoffwechsel verfügen. Er stellte fest, dass Krebszellen für ihr Wachstum keinen Sauerstoff benötigen, sondern ihre Energie aus vergärter Glukose gewinnen. Und Glukose (Traubenzucker) entsteht wiederum aus der Verstoffwechslung von Kohlehydraten, die wir mit der Nahrung aufnehmen. Warburg war mit seiner Entdeckung der Wegbereiter für die bei der Krebsdiagnostik eingesetzte PET (Positronen-Emissions-Tomografie); ein Verfahren, das die Bereiche des Körpers abbildet, welche besonders viel Glukose verheizen – also Tumore ausfindig macht.

Wissenschaftlern aus Jena ist es gelungen festzustellen, dass Krebszellen sich ihren Traubenzucker vor allem aus dem industriell gefertigten Zucker in der Nahrung ziehen – und sie benötigen zwanzig Mal mehr Glukose als eine gesunde Zelle; so füttert jedes Stückchen Schokolade und jedes Bonbon die bösartige Zelle und regt sie zum Wachstum an. Damit erklären die Forscher unter anderem auch die stetige, starke Zunahme aller Krebserkrankungen seit dem letzten Jahrhundert, also seit Beginn der industriellen Herstellung von Zucker. So lag der jährliche Zucker-konsum 1830 pro Kopf noch bei fünf Kilo, während er sich heutzutage auf siebzig Kilo beläuft.

Zucker ernährt somit das Gewebe und lässt Tumore wachsen. Unsere nahen Verwandten, die Affen, er-kranken – so die Forscher – nur sehr selten an Krebs, und dies höchstwahrscheinlich aufgrund ihrer kohle-hydratarmen Ernährung. Unser menschlicher Herz-muskel zum Beispiel wird so gut wie nie von Krebs be-fallen, weil dort kein Zuckerstoffwechsel stattfindet.

Daher lautet das Fazit einiger Forscher: Um den Aus-bruch oder die Verschlimmerung von Krebs zu ver-meiden, gilt es, die Kohlenhydratzufuhr durch eine zuckerarme Ernährung zu verringern. Einige Krebs-diät-Experten raten, nicht nur auf Süßspeisen zu ver-zichten, sondern auch den Verzehr von Brot, Nudeln, Reis und Kartoffeln, aber auch vieler süßer Früchte – mit Ausnahme von Beeren und alten Obstsorten – deut-lich einzuschränken und stattdessen überwiegend stär-kearme Gemüse zu essen. Um unter dieser Diät einem Gewichtsverlust vorzubeugen, sollten vorzugsweise reichlich ungehärtete Pflanzenöle wie Raps-, Hanf- und Leinöl sowie Kaltwasserfische wie Lachs, Hering und Makrele auf dem Speiseplan stehen. Somit würden gleichzeitig die guten ungesättigten Omega-3-Fett-säuren aufgenommen.

Das klingt alles ziemlich plausibel und unheimlich zu-gleich, so finde ich. Wir wissen ja (fast) alle, dass der hohe Zuckerkonsum unserer Gesundheit sicherlich nicht förderlich ist und viele Zivilisationskrankheiten wie Diabetes, Übergewicht, Bluthochdruck verursacht. Aber auch Krebs? Welche Konsequenz müssten wir alle daraus ziehen? Den Kohlenhydratanteil in der Nahrung auf 70 Gramm herunterzufahren und überwiegend die genannten Lebensmittel zu verzehren, erscheint mir ziemlich schwierig in der alltäglichen Umsetzung – und vor allem wenig schmackhaft! Ich brauche nur an fettige Fische zu denken, und schon wird mir schlecht. Auf fast alles, was ich gern mag, müsste ich verzichten … Ich weiß nicht.

Mittlerweile gibt es Anbieter von kohlenhydratarmen und speziell aus Ölen und Eiweißen zusammengesetzten Lebensmitteln für Krebspatienten. Aber mehr noch, es wird vor allem Patienten mit einem metastasierten Krebsleiden die Möglichkeit geboten, einen Test durchführen zu lassen, der anzeigt, ob das sogenannte TKTL1-Gen (Transketolase-1-Gen) im Tumorgewebe eingeschaltet ist. Wenn ja, dann würde der Tumor besonders gern Zucker verstoffwechseln und wäre auch besonders aggressiv. Genau da könnte man ansetzen, ihm mit Hilfe der entsprechend zuckerarmen und an Öl und Eiweiß reichen Diät gemeinsam mit der Schulmedizin den Garaus machen. Es gibt einige Labore in Deutschland, die diese TKTL1-Gen-Testung durchführen, allerdings werden die Kosten nicht von der Krankenkasse übernommen, und diese belaufen sich auf derzeit ungefähr 130 Euro.

Annette Rexrodt von Fircks: Herr Prof. Zänker, bieten diese Erkenntnisse zum Zuckerverbrauch der Krebszellen nicht eine zusätzliche Chance, die wir nutzen sollten, um dem Krebs zu entkommen? Würden Sie Krebskranken die Testung des TKTL1-Gens empfehlen, damit sie dann eine für sie entsprechende Diät befolgen könnten? Oder sollten eher die Wissenschaftler und Forscher diese Erkenntnis für die Entwicklung weiterer Medikamente nutzen, die genau da ansetzen? Und wir Krebskranken dürfen dann weiterhin essen, was uns schmeckt – natürlich von dem Ungesunden weniger und dem Gesunden etwas mehr –, so dass uns noch die kulinarische Lebensqualität erhalten bleibt?

Prof. Kurt Zänker: Die Testung auf Genmutationen ist immer eine schmale Gratwanderung. Will ein Betroffener wirklich wissen, was die Vererbung oder die Umwelt ihm hinsichtlich der genetischen Ausstattung bezüglich Krankheit oder Gesundheit mitgegeben hat? Oder ist Nichtwissen eine ebenso zu respektierende Einstellung – dies betrifft nicht nur das TKTL1-Gen für den Zuckerstoffwechsel, sondern auch andere Gene, die zunehmend als Funktionstests in die Gendiagnostik bei Krebs eingehen. Das Problem ist sehr differenziert zu betrachten und kann nur in Absprache mit kompetenten Ärzten hinlänglich gelöst werden. Funktionstests von Genen, aus denen sich für den Betroffenen keine präventiven oder sogar therapeutischen Handlungsanweisungen ergeben, sind äußerst zweifelhaft, da ein »schlechtes Ergebnis« meistens nur Angst schürt und der Patient nur noch darauf wartet, wann die Krankheit eintritt. Funktionstests von Genen, bei denen der Betroffene beispielsweise die Weitergabe von Genen, die kausal für eine Krankheit stehen, vermeiden kann, sind sicher ethisch sinnvoll. Dazwischen liegen derzeit viele Gentests, die korrelativ (möglicherweise krankheitsauslösend) – im Gegensatz zu kausal (sicher krankheitsauslösend) – sind: So müssen noch viele andere Faktoren zusammenkommen, damit die Krankheit auch auftritt. Hier ist es dringend angezeigt, sich mit den ärztlichen Experten individuell zu beraten; dies würde ich auch für eine Testung des TKTL1-Gens empfehlen.

Wie schon richtig erwähnt und was Otto Warburg Anfang der 20er-Jahre des vorigen Jahrhunderts schon beschrieben hat: Krebszellen bestreiten ihren Stoffwechsel und ihren Energiestatus über den nicht durch Sauerstoff vermittelten Abbau von Glukose (aus Industriezucker). Das hat sich im Lichte der Erkenntnisse zur Molekularbiologie der Krebszelle mehr und mehr bestätigt. Warburg erlebt in der modernen Molekularbiologie eine Renaissance. Die praktische Regel, die sich daraus ableiten lässt, ist eine einfache Botschaft: Verwenden Sie Zucker wie ein kostbares Gewürz, und lernen Sie, die Inhaltsangaben auf verpackten Lebensmitteln hinsichtlich Kohlenhydratanteil, speziell auch als Zucker ausgewiesen, zu lesen. Dort, wo Zucker an erster Stelle oder zumindest ganz vorn steht, sollte man zweimal überlegen, ob man doch lieber auf dieses

Lebensmittel verzichtet oder es ersetzen kann. Der Verbraucher sollte immer mündiger werden und auf Speisen verzichten, die eigentlich herzhaft oder sauer sein sollten, aber vom Kohlenhydrat- bzw. Zuckeranteil eigentlich schon Süßspeisen sind. Oft ist das nicht zu schmecken, denn die geschickt zugesetzten Geschmacksverstärker täuschen unseren Geschmackssinn erheblich.

Ansonsten ist es sicher klug, sich an die Empfehlungen einschlägiger Fachgesellschaften hinsichtlich der Verteilung von Fett-, Eiweiß- und Kohlenhydratanteilen in der täglichen Ernährung anzulehnen und bei Bedarf zu persönlichen Fragen nicht zögern, diese auch entsprechend dort zu äußern. Der Verbraucher sollte immer wissen, dass viele der wissenschaftlichen Erkenntnisse mit seinen Steuergeldern gefunden worden sind, er muss deshalb nicht als Bittsteller auftreten, um diese Erkenntnisse in sein tägliches Leben einbauen zu können – er hat gewissermaßen ein soziales Anrecht darauf.

Annette Rexrodt von Fircks: Herr Prof. Beuth, wie sehen Sie das doch recht heikle Thema Zucker und Krebs? Sie beraten täglich Krebspatienten in Ihrer Sprechstunde. Was empfehlen Sie ihnen? Sollten wir versuchen, Zucker in unserer Ernährung drastisch zu reduzieren und diese komplett umzustellen? Allerdings wäre es für den einzelnen Krebskranken möglicherweise tragisch, auf vieles für ihn Köstliches und das gesellschaftliche Zusammensein beim Essen zu verzichten, wenn dieser Verzicht und die drastische Nahrungsumstellung nicht die gewünschte Wirkung haben sollten, nämlich den Krebs auszuhungern und wieder gesund zu werden. Wie viel Lebensfreude müsste er dadurch entbehren?

Prof. Josef Beuth: Zucker wird seit der Antike aus Indien und Persien nach Europa eingeführt und galt im antiken Rom als Luxusgut der reichen Patrizier. Heutzutage wird Zucker oft als Nahrungsmittel im Übermaß verzehrt und nicht mehr als »weißes Gold«, also als kostbares Genussmittel betrachtet. Dem aktuellen Ernährungsbericht der DGE vom Dezember 2008 ist zu entnehmen, dass der Zuckerverbrauch in Deutschland seit 1995 signifikant (das heißt besorgniserregend) gestiegen ist. Da Zucker ein sogenannter kalorienhaltiger, leerer Energieträger ist, der weder Vitamine noch Mineral- oder Ballaststoffe enthält, ist dessen übermäßige Aufnahme mit gesundheitlichen Risiken verbunden, unter anderem Übergewicht, Diabetes mellitus (Blutzuckerkrankheit) sowie Stoffwechselstörungen.

In jüngster Zeit wird dem Zuckerkonsum mal wieder eine Rolle bei der Entstehung und Verbreitung (Metastasierung) von Krebs angelastet. Experimentelle Laboruntersuchungen haben ergeben, dass vereinzelte Krebszellen das Enzym TKTL-1 enthalten, das die Fettverbrennung als Energieträger abschaltet. Die entsprechenden Krebszellen sind abhängig von Glukose (also Zucker) als Energielieferant. Daraus entstanden ist die sogenannte TKTL-1-Ernährungstherapie, die Blutzuckerwerte reduzieren und die Insulinfreisetzung durch die Bauchspeicheldrüse hemmen soll. Zur Durchführung wurde ein spezielles Nahrungsmittelpaket entwickelt, das viele Dinge in einer veränderten Form enthält, auf die man sonst verzichten müsste: unter anderem Marmelade, Salami, Bierwurst, Proteinnudeln, Proteinbrot und Kuchen. Die Kosten für diese zuckerreduzierte Diät sind beträchtlich.

Achtung: Ergebnisse aus experimentellen Versuchsanordnungen können nicht direkt auf den Menschen übertragen werden, auch wenn sie noch so plausibel erscheinen! Klinische Studien sind unbedingt erforderlich, um die Wirksamkeit und insbesondere auch die Unbedenklichkeit aufzuzeigen. Dies gilt auch für Diäten bzw. Ernährungstherapien, die sehr leicht zu Mangelerscheinungen aufgrund einseitiger Ernährung führen können.

Die Feststellung, dass Zucker das Krebswachstum fördert oder gar an einer Krebserkrankung schuld ist, kann wissenschaftlich nicht belegt werden. Auch die Empfehlung, sich zuckerfrei zu ernähren, um gesund zu bleiben, ist wissenschaftlich nicht haltbar. Es ist zwar tatsächlich so, dass sich Krebszellen überwiegend von Kohlenhydraten ernähren, sie tun dies aber auch, wenn man gar keinen Zucker isst. Denn selbst wenn man in seiner Ernährung ganz auf Zucker verzichtet, wandelt der Körper andere Nährstoffe in Zucker um.

Es ist also nicht möglich, einen Krebs durch Zucker-verzicht »auszuhungern«.

➡ Experten-Tipp:
Achten Sie darauf, nicht übergewichtig zu werden. Normalgewichtige, stoffwechselgesunde Menschen, also Menschen, die nicht an Diabetes mellitus leiden, dürfen ohne Reue ein Stück Schokolade, Kuchen, eine Süßspeise oder Ähnliches zu sich nehmen. Dies kann die Lebensqualität beträchtlich steigern, da durch Süßspeisen (insbesondere durch Schokolade) unter anderem große Mengen sogenannter Glückshormone (ß-Endorphine) freigesetzt werden, die einen positiven Einfluss auf die Stimmungslage ausüben. Der gesunde Stoffwechsel sorgt zudem dafür, dass der aufgenommene Zucker unmittelbar in die Zellen eingeschleust wird.
Vorsicht ist geboten bei starkem Übergewicht und bei diabetischer Stoffwechsellage. Mit der Nahrung aufgenommener Zucker benötigt dann vermehrt Insulin, um in Zellen aufgenommen zu werden, da diese eine sogenannte Insulinresistenz entwickeln können, das heißt sie benötigen immer mehr Insulin, um den Zuckerstoffwechsel aufrechtzuerhalten. Da Insulin ein Wachstumsfaktor für diverse Krebszellen ist, sollte diese ernährungsbedingte Stoffwechselstörung vermieden werden.

Nur, was mir schmeckt und auch bekommt!

Nun habe ich so viel Wissen, dass ich mir jeden Tag die gesündesten Gerichte zubereiten könnte. Ich weiß, was gut ist: täglich frisches Obst und Gemüse, mediterrane Vollwertkost mit Fisch; wenig, vor allem wenig rotes Fleisch, und wenn, dann durchgebraten; wenig Zucker, Fett, Gepökeltes; sehr sparsamer Genuss von Alkohol und anderen Genussmitteln. Wie aber gehe ich mit dem Wissen um, kann ich es in meinen Alltag so einbauen, dass meine ganz eigenen Vorlieben insbesondere für süße Speisen, Käse und einem guten Schluck Wein nicht gänzlich auf der Strecke bleiben? Oder will ich auf alles Ungesunde verzichten, um »gesund« zu bleiben?

Sicher nicht, denn dann müsste ich viel zu viel Lebensqualität und Freude entbehren – und das Leben ist doch überhaupt viel zu kurz. Allerdings hat sich mein Essverhalten mit der Zeit merklich verändert. Im Gegensatz zu früher nasche ich nicht mehr zwischendurch und nebenbei Schokoriegel und Bonbons und gönne mir auch nicht mehr jeden Morgen mein Nutellabrötchen. Nein, heute ist es viel besser, ich zelebriere regelrecht eine eher vorübergehende Wiederbegegnung mit meinen süßen Liebschaften. So gibt es vielleicht am Sonntag das dicke Nutellabrötchen – und das verzehre ich dann mit größtem Genuss, ganz langsam und glücklich mit einem heißen Milchkaffee dazu. Auch das Glas Wein darf – nein, es muss sein!

Aber nicht täglich, sondern nur dann, wenn der richtige Augenblick es mir gewährt, mich regelrecht auffordert, den guten Tropfen zu (er)leben. Das Stück Fleisch, rot und medium, landet ebenso auf meinem Teller, ungefähr einmal pro Woche.

Insgesamt mache ich heute meine Einkäufe der Lebensmittel und deren Zubereitung nach dem Grundsatz: Nur, was mir guttut und schmeckt! Und nach dieser Devise lebe ich gut. Vor allem erzählt mir mein Körper, was er braucht: So stelle ich immer wieder fest, dass ein gutes Frühstück am Morgen, meistens Vollwertmüsli mit Milch, mich lange Zeit mit Energie versorgt und vor einem Leistungstief am späten Vormittag bewahrt. Mittags nicht üppig zu essen beugt Müdigkeit vor, und eine leichte Abendmahlzeit sowie ein kleiner Mitternachtssnack lassen mich gut schlafen. Rohkost am Abend bereitet mir Schlafstörungen. Schlafforscher bestätigen diese Erfahrung und raten Menschen mit Schlafstörungen, ab der Nachmittagszeit auf den Verzehr zu verzichten. Das hatte ich lange Zeit nicht gewusst!

Ich habe es mir angewöhnt, meinen Magen zu fragen, was er will, und meistens gibt er mir eine ehrliche Antwort. Leider mag er nicht so gern frisches Obst. Äpfel zum Beispiel kann ich nicht mal so eben zwischendurch essen, weil mich danach starke Bauchschmerzen quälen. Das meiste Obst muss ich mir dünsten. Ebenso kann ich etliche Gemüsesorten roh nicht vertragen. Auch zu viel Vollwertkost ist nicht das Richtige für mich. So jongliere ich zwischen dem Gesunden und Ungesunden im Hinblick auf Lebenslust und Gaumenfreude in aller Freundschaft zu meinem Magen und Körper. Die Mitte ist die Lösung – und das funktioniert bestens! Ich habe viel Energie, Essensfreuden, Idealgewicht, optimale Fettwerte und bekomme so gut wie nie eine Erkältung. Allerdings ist es gut möglich, dass meine starken Abwehrkräfte wie auch die guten Blutfette ebenso mit anderen Faktoren zusammenhängen, auf die ich noch näher eingehen werde.

Bewegung ist alles

Bewegung bereits während der Therapie!

Vor zehn Jahren noch hat man uns Krebspatienten empfohlen, während der Therapie auf keinen Fall Sport zu treiben, sondern vielmehr zu ruhen. Einige Ärzte versicherten mir damals, dass ich aufgrund der Erschöpfung selbst den großen Zeh nicht mehr aus der Bettdecke würde strecken können. So schwante mir Übles, nämlich die folgenden Therapiemonate auf dem Sofa oder im Bett liegend verbringen zu müssen, denn schließlich erhielt ich eine Hochdosischemotherapie. Jedoch war meine Vorstellung vom Leben während der Behandlung eine ganz andere gewesen. Ich wollte mich bewegen, spazieren gehen, Fahrrad fahren, Blumen in unseren Garten setzen und vor allem mit meinen Kindern spielen und toben. Ich wollte mich lebendig fühlen und das Leben leben! Passivität und ausschließliches Ruhen bedeuteten für mich Starre und Stillstand. Ein unerträglicher Zustand, denn Leben ist immer Bewegung! Ganz und gar sträubte ich mich also gegen die Empfehlung und die Voraussagen der Ärzte und malte mir in meiner Vorstellung viel lieber völlig andere Bilder von Lebensaugenblicken unter der Therapie aus, die ich verinnerlichte.

Und so kam es, dass ich bereits während der jeweiligen stationären Aufenthalte im Krankenhaus nicht brav das Bett hütete, sondern mehrmals täglich leichte Gymnastikübungen liegend oder gehend im Zimmer durchführte, so häufig wie möglich auf dem Gang spazieren ging, auch mit dem »Cocktailbaum« an meiner Seite, dem Infusionsständer und den daran baumelnden Flaschen und Beuteln. Sobald ich abgestöpselt war und es mir entsprechend gut ging, büchste ich mit meiner Familie oder meiner Freundin aus. Das war dann immer die schönste Bewegung des Tages. Und so gelang es mir, in den Chemopausen unser Sofa nur dann und wann für meine Ruhepausen zu nutzen und ansonsten ziemlich aktiv zu bleiben. Ich buddelte im Garten, erledigte weiterhin meine Einkäufe mit dem Fahrrad, ging am See entlang spazieren, und meine Kinder durften mich an manchen Tagen gänzlich in Beschlag nehmen. Lediglich die Tage nach den Chemoinfusionen, eine Grippe und die letzten Wochen am Ende der Therapie verlangten mehr Sofazeiten.

Natürlich hatte ich während dieser Zeit eine deutlich schlechtere Kondition, war zuweilen sehr kurzatmig und meinte, das ein oder andere Mal Blei in den Beinen zu spüren, wenn ich Treppen stieg oder zu stark in die Pedale meines Fahrrads trat. Manchmal musste ich inmitten einer Bewegung haltmachen und für einen Moment rasten. Zu manchen Zeiten wurde mir allerdings auch ein wenig bange, denn ich befürchtete, durch zu viel Bewegung und die dadurch bedingte verstärkte Stoffwechselfunktion in meinem Körper den Krebs zum Wachstum anzuregen oder gar eine Streuung zu verursachen.

Heute weiß ich, von den neuen wissenschaftlichen Erkenntnissen über Bewegung und Krebs einmal ganz abgesehen, dass ich instinktiv das Richtige getan hatte. Durch regelmäßige Bewegung bewahrte ich mir ein wichtiges Quäntchen Kondition für viele kleine alltägliche Aktivitäten, aber vor allem für die Erfüllung meines Wunsches, das Leben zu leben. Ich hatte das Gefühl, weiterhin die Kontrolle über meinen Körper zu haben und mit ihm in enger Verbindung zu stehen. Er gab mir immer deutliche Zeichen, was er brauchte, und jedes Mal auch eine Antwort auf mein Tun: Wenn er Erschöpfung signalisierte, rastete ich, und ihm ging es besser. Ging es ihm gut und ich bewegte mich, dankte er es mir mit Frohsinn, Stärke, Selbstbewusstsein, weniger Müdigkeit, besserem Schlaf … und es gibt noch zahlreiche andere positive Effekte, die ich hier näher beleuchten werde.

Im Gegensatz zu früher wird Krebspatienten nun dringend geraten, sich bereits während der Behandlung regelmäßig zu bewegen. Doch ist der Begriff »Bewegung« sehr vage – wie viel Bewegung sollte sein, darf es sogar ein wenig Sport sein? Vor einigen Jahren habe ich anlässlich einer Informationsveranstaltung der Sporthochschule Köln den Experten zu diesem Thema, Herrn Dr. Freerk Baumann, kennengelernt. Dr. Baumann ist wissenschaftlicher Mitarbeiter und Dozent am Institut für Kreislaufforschung und Sportmedizin, Abteilung für molekulare und zelluläre Sportmedizin, der Deutschen Sporthochschule in Köln und Sporttherapeut in der Krebsnachsorge-Sportgruppe für Brustkrebs-Betroffene.

Annette Rexrodt von Fircks: Warum ist heute nicht Schonung, sondern ein Bewegungsprogramm bereits während der Krebsbehandlung, also Chemo- und/oder Strahlentherapie, angesagt?
Dr. Freerk Baumann: Es hat sehr wohl sehr lange gedauert, ehe die Bewegungstherapie als begleitende, unterstützende Therapie in der Onkologie akzeptiert wurde. Zu lange gingen Mediziner und Therapeuten davon aus, dass körperliche Aktivitäten während der akuten medizinischen Behandlung schädlich sind. Das Gegenteil ist jedoch der Fall. Unnötige Bettruhe bzw. übervorsichtige Schonung kann sogar gefährlich sein. Denn die Diagnose Krebs verursacht häufig eine Antriebsarmut und Passivität. Der Patient zieht sich in der Schocksituation zurück, eine ganz normale Reaktion. Gekoppelt mit den Nebenwirkungen der medizinischen Therapie rutschen die Krebspatienten in eine Inaktivität und eine zwangsläufig damit einhergehende Leistungseinschränkung, die durch eine weitere Immobilität die Gefahr der sozialen Isolation mit sich bringen.

Die medizinische Behandlung, die eigentliche Tumor-
erkrankung und die Immobilität führen zu körperlichen, psychischen und psycho-sozialen Veränderungen. Diese Komplikationen und die in der Regel über
mehrere Monate dauernde stationäre Behandlung
gehen immer mit den daraus resultierenden typischen
Folgen des Bewegungsmangels einher. Diese führen
schließlich zu einer weiteren Verschlechterung des
Krankheitsbildes. Die reduzierte Belastbarkeit und die
genannten physischen Veränderungen rufen zudem
starke psychische Belastungen hervor, die sich als
schlechte Befindlichkeit und auch in starken Depres-
sionen zeigen können. Über 70 Prozent der Tumorpatienten leiden unter Erschöpfungen und starker
Müdigkeit, ein Phänomen, das in der Literatur als
»Fatigue-Syndrom« beschrieben wird.

Da die Tumorbehandlung in der Regel über mehrere
Monate erfolgt, müssen die Folgeerkrankungen der
Immobilität rechtzeitig verhindert werden. Wenn Sie
sich eine Woche lang ins Bett legen würden, so verlieren Sie 20 bis 30 Prozent Ihrer Muskelkraft. Diese
Kraft wiederherzustellen, würde eine sechs- bis acht-
wöchige intensive Rehabilitation bedeuten. Gefäße,
Knochen, Knorpel, Blutsystem, Gehirnstrukturen,
Organe etc. – es gibt kein körperliches Element, was
nicht unter Bewegungsmangel leidet! Immun-
geschwächte Menschen bringen sich in Lebensgefahr,
wenn sie über viele Wochen im Bett liegen und nicht
mobilisiert werden. Ein liegender Körper kann die

Lunge nicht richtig belüften, und daher ist eine Lungenentzündung nur noch eine Frage der Zeit. Selbstverständlich profitiert von der Bewegung auch die psychische Stabilität. Man fühlt sich einfach besser! Wer in seinem Leben einige Tage unfreiwillig im Bett liegen musste, der spürt plötzlich, wie eng Bewegung mit Lebensqualität zusammenhängt. Aus diesem Grund sind frühzeitige bewegungstherapeutische Aktivitäten unabdingbar. Die Bewegungstherapie verfolgt demnach in der onkologischen Akut-Phase das Ziel, körperlichen und psychischen Einschränkungen durch Immobilität vorzubeugen. Anderweitig ist eine langwierige Rehabilitation über mehrere Monate nicht zu umgehen.

Annette Rexrodt von Fircks: Wie viel Bewegung ist während einer Krebstherapie empfehlenswert, oder darf es gar ein gezieltes Bewegungstraining sein?
Dr. Freerk Baumann: Durch die häufigen Krankenhausaufenthalte ist die Alltagsaktivität des onkologischen Patienten eingeschränkt. Gesellschaftstermine, Vereinsangebote etc. können kaum noch wahrgenommen werden, selbst das regelmäßige Einkaufen oder Haushaltsarbeiten fallen flach. Dadurch wird der Aktionsradius recht klein, und der Körper passt sich an. Die entsprechenden Folgen habe ich bereits beschrieben. Die Ausstattung im Krankenhaus tut ihr Übriges, denn das Bett im Krankenhaus steht immer recht einladend in der Zimmermitte. Obwohl es häufig

gar nicht notwendig ist, versieht man sich kaum und schon liegt man drin – das würde einem zu Hause nie passieren! Es sei an dieser Stelle natürlich erwähnt, dass viele Patienten über einen langen Zeitraum im Bett liegen müssen, aber häufig ist dies sicherlich nicht notwendig. Aus diesem Grund muss die eingeschränkte Alltagsaktivität durch Bewegungstherapie ausgeglichen werden. Daher sind während der Krebstherapie kurze tägliche Einheiten zu empfehlen. Es ist dringend anzuraten, die ersten Bewegungserfahrungen nach der Operation (24 bis 48 Stunden danach) oder während der Chemotherapie bzw. Bestrahlungsphase mit einem erfahrenen Therapeuten durchzuführen. Auf diese Weise können Ängste genommen, Schaden abgewendet und rechtzeitig ein gezieltes, protektives Bewegungstraining aufgenommen werden.

Annette Rexrodt von Fircks: Zu welcher Bewegungsart würden Sie Krebspatienten im Allgemeinen raten – Ausdauertraining wie Radfahren oder Laufen – oder auch Krafttraining?
Dr. Freerk Baumann: Das ist leider nicht konkret zu beantworten. Denn genauso unterschiedlich, wie sich die über 200 verschiedenen Tumorerkrankungen darstellen, genauso differenziert muss für jede Patientin und jeden Patienten eine individuelle Bewegungsempfehlung definiert werden. Und dann ist auch noch zu unterscheiden, in welcher Phase sich der Patient befindet, in der Akutphase, in der Nachsorge oder bereits

am Wohnort? Weitere Besonderheiten spielen zusätzlich eine wichtige Rolle, auf die jedoch aufgrund der Komplexität an dieser Stelle nicht eingegangen werden kann. Grundsätzlich kann aber gesagt werden, dass Ausdauersportarten für nahezu alle Krebspatienten zu empfehlen sind. Dazu gibt es auch die meisten Studien, die die Effektivität nachgewiesen haben. Besonders zu empfehlen sind dabei Walken, Radfahren, Nordic Walken, Wandern und auch das Schwimmen, sofern das Immunsystem wiederhergestellt ist.

Jedoch zeigen neueste Untersuchungen, dass auch Krafttraining geeignet ist. Die Intensität hängt jedoch wirklich von der individuellen Konstitution und Situation ab. Sehr wichtig ist es jedoch, dass die Patientin und der Patient auch Freude an der Bewegung haben muss! Anderweitig werden körperliche Aktivitäten nicht langfristig in das Alltagsleben eingeflochten. So sollten Sportarten und Bewegungsformen gewählt werden, zu denen man einen positiven Bezug hat, um damit auch nachhaltig die heilenden Kräfte von Bewegung zu erfahren.

Annette Rexrodt von Fircks: Braucht der Patient hierfür einen Physiotherapeuten und vielleicht sogar den Onkologen?

Dr. Freerk Baumann: Ein enger Informationsaustausch zwischen dem Onkologen und dem Physiotherapeuten ist für eine ernsthafte Bewegungstherapie obligatorisch! Nur im interdisziplinären Kontext ist ein sinnvolles Bewegungsprogramm möglich. Die medizinischen Informationen müssen über den Onkologen den Bewegungstherapeuten (beispielsweise einen Physiotherapeuten) erreichen. Dieser kann schließlich mit diesen Infos und im Dialog mit dem Patienten einen guten Überblick über die Möglichkeiten und Kontraindikationen für körperliche Aktivitäten schaffen. Unmittelbar nach der Operation und während der Chemotherapie bzw. Bestrahlung sollte unbedingt zunächst ein Therapeut zur Seite stehen. Dieser baut Ängste ab, schafft Mut und gibt Sicherheit, so dass nach wenigen Einheiten auch schon eigenständiges Üben ohne Aufsicht möglich ist. Dies ist jedoch auch immer individuell zu beurteilen. Ist die Akutbehandlung abgeschlossen, so empfehlen sich zunächst die Rehabilitationsklinik und dann der Anschluss an eine der über 800 Krebssportgruppen in Deutschland.

Annette Rexrodt von Fircks: Gibt es Kontraindikationen oder Einschränkungen, die der Patient unbedingt beachten sollte?

Dr. Freerk Baumann: Zunächst sollte beachtet werden, dass »Bewegungsverbot« nicht bedeutet, dass sich die Patienten ins Bett legen müssen. Ich finde diesen Begriff auch unpassend. In diesem Zusammenhang sollen vielmehr anstrengende körperliche Aktivitäten vermieden werden. Normale Alltagshandlungen sind auch dann möglich. Falls Bettruhe indiziert ist, wird der Arzt das sicher mitteilen. Bewegung und Sport sind demnach kontraindiziert bei akuten Blutungen, Thrombozyten unter 20 000, bei starken Schmerzen, Bewusstseinseinschränkungen, Kreislaufbeschwerden, Schwindel, Hämoglobinwerten unter 8 g/dl Blut, Fieber bzw. Temperatur über 38°C, starkem Infekt und Erbrechen. Des Weiteren sollten Patienten, die herz- oder nierenbelastende Chemotherapeutika erhalten, an den Infusionstagen jegliche körperliche Anstrengungen meiden. Alternativ können in dieser Zeit jedoch passive Mobilisationen und Entspannungstechniken durchgeführt werden.

Annette Rexrodt von Fircks: Ich hatte damals Angst, durch Sport möglicherweise das Krebswachstum zu begünstigen – ist diese Angst völlig unbegründet?
Dr. Freerk Baumann: Leider wurden noch bis in die 90er-Jahre hinein von vielen Ärzten und Therapeuten zahlreiche Ammenmärchen verbreitet, die darin gipfel- ten, dass sportliche Bewegung bei Tumorpatienten Metastasen entstehen lässt. Das ist natürlich wissen- schaftlich absoluter Unsinn und entbehrt jeglicher Grundlage. Es findet sich keine Studie, die nachweist, dass Bewegungstherapie das Krebswachstum fördert. Man vermutet sogar eher das Gegenteil. Leider wurde durch die zahlreichen Märchenstunden eine breite Un- sicherheit geschürt, die in weiten Teilen der medizini- schen Landschaft noch bis heute anhält. Hier werden wir sicherlich auch noch in den nächsten Jahren breite Aufklärungsarbeit leisten müssen.

Kann Sport einen Rückfall vermeiden?

Etwa zwei Jahre später, als ich geschwächt durch das lange Liegen nach einem fast drei Monate langen stationären Aufenthalt wegen einer größeren Operation aufgrund des Verdachts auf Metastasen und einer darauf folgenden schweren Grippe kaum mehr die Treppe hochkam und vor Schwäche zitterte, entschied ich, mit einem gezielten und konsequenten Aufbautraining meine Kondition zu verbessern. Mein Immunsystem lag am Boden. Ich hatte viel zu wenig weiße Blutkörperchen, aber viel schlimmer noch war die Differenzierung, also die Verteilung der Leukozyten-Untergruppen – mir fehlten zuhauf Helfer- und die natürlichen Killerzellen. Ich kaufte mir einen Home-Crosser und platzierte ihn direkt unter ein großes Atelierfenster. Solange Winter war, crosste ich jeden Morgen, quasi unter freiem Himmel, auf die Äste der Bäume in unserem Garten blickend und mit guter Musik über meinen Walkman. Zunächst trainierte ich nur wenige Minuten und machte anschließend Dehn- und leichte Kraftübungen mit einem Terraband. Ich ging immer nur so weit, wie mein Körper es problemlos zuließ. Leichtes Schwitzen und ein Puls um die 120 durften und sollten sein, so empfahl es mein Onkologe. Mit der Zeit wurden meine Trainingseinheiten immer länger, so dass ich nach wenigen Wochen bereits vierzig Minuten ohne Unterbrechung crossen konnte. Allerdings gönnte ich mir nach diesem Sportpensum jeweils einen Tag Auszeit.

Als das Frühjahr begann, entdeckte ich, dass mir schnelles Gehen – walken – viel Freude bereitete. Fast jeden Morgen lief ich – statt zu crossen – um den in unserer Nähe gelegenen See und genoss dabei die frische, klare Frühlingsluft. Ich hatte das Gefühl, reinste Energie zu tanken, und fühlte mich immer wohler. Ich wurde zusehends fitter, mein Körper rief regelrecht nach Bewegung, so dass ich jeden Tag versuchte, dem gerecht zu werden. So benutzte ich keine Aufzüge oder Rolltreppen mehr und erledigte viele alltägliche Aufgaben eher zu Fuß oder mit dem Rad.

Nach einem halben Jahr dann: ein Wunder! Ich hatte für meine Verhältnisse hervorragende Blutwerte. Zum ersten Mal seit der Chemotherapie lagen viele Werte im Normbereich. Vor allem aber hatten sich meine Helfer- und Killerzellen um dreihundert Prozent verbessert. Das war so unglaublich, dass der Onkologe zunächst einen Laborfehler vermutete. Aber eine Kontrolle zeigte die gleichen guten Ergebnisse. Wir feierten.

Ich bin überzeugt, dass das Bewegungstraining und die Freude, die ich dabei verspürte, das zu bewirken vermocht hatten. Sport gehörte fortan zu meinem Leben, eine sehr wirkungsvolle Pflicht, die ich auch heute allzu gern befolge und mindestens genauso wichtig nehme wie das tägliche Zähneputzen.

Neueste Studienergebnisse über Sport und Krebs, die zurzeit in zahlreichen Fachzeitschriften für Ärzte und Sportmediziner veröffentlicht werden, sind äußerst erfreulich und ermutigend. Für bereits an Krebs erkrankte Patienten ist ein ausgewogenes Sportprogramm besonders wichtig. Wissenschaftliche Daten zeigen, dass Frauen mit Brustkrebs durch regelmäßige Bewegung einen Rückfall um bis zu 40 Prozent verringern können. Aber auch bei Dickdarm- und Enddarmkrebs sowie bei Prostatakrebs hat Sport eine vergleichbare Wirkung. Man vermutet, dass Sport neben zahlreichen anderen guten Effekten das Immunsystem im Ganzen stärkt, die natürlichen Killerzellen und die Makrophagen (große Fresszellen) aktiviert, die eben auch bei der Tumorabwehr eine bedeutende Rolle spielen, entzündliche Prozesse mindert und vor allem die Sauerstoffversorgung verbessert, wodurch eine Metastasierung gebremst werden kann. Sport beeinflusst günstig den Insulinspiegel und ist somit ein weiterer indirekter Bremsklotz, was den Krebs betrifft.

Annette Rexrodt von Fircks: Bitte berichten Sie über diese wichtigen Studien zu Sport und Krebs.
Dr. Freerk Baumann: Noch vor wenigen Jahren hat man Wissenschaftler ausgelacht, die einen Zusammenhang zwischen Bewegung und der Sterblichkeit vermuteten. Inzwischen sind diese fröhlichen Menschen weitgehend verstummt, denn erste ernst zu nehmende Hinweise lassen sich aus den ersten wenigen Studien zu dieser Thematik ableiten. Dies gilt vor allem für Frauen nach Brust- bzw. Darmkrebs.

In der Primärprävention, also bevor eine Krebserkrankung erstmalig aufgetreten ist, wird es inzwischen als belegt angesehen, dass regelmäßige körperliche Aktivitäten das Risiko der Entstehung von Darm- und (postmenopausalem) Brustkrebs senken kann. Bei Prostatakrebs ist dies wahrscheinlich. Das sind Nachrichten, die uns sehr freuen! Es ist allerdings noch nicht richtig geklärt, welche Trainingsintensitäten, Sportarten oder auch Bewegungsumfänge als präventiv wirksam bezeichnet werden können.

Vermehrt tauchte in den letzten Jahren auch die Frage auf, inwiefern sich durch regelmäßige Bewegung das gefürchtete Rezidiv senken lassen kann. Erste, sehr wenige Studien geben Hinweise auf einen Zusammenhang zwischen moderater körperlicher Aktivität und Rezidiv. Die Nurses Health Study fand heraus, dass regelmäßige Bewegung das Rezidivrisiko bei Brustkrebs um 26 bis 40 Prozent senken kann. Für Darmkrebs wurden Risikosenkungen zwischen 40 und 50 Prozent beobachtet. Nochmals soll hier aber darauf aufmerksam gemacht werden, dass dies die ersten Studien sind, die noch durch weitere Untersuchungen bestätigt werden müssen. Aber trotzdem, sie machen doch Mut, oder?

Zur Frage nach dem richtigen Bewegungsumfang lassen sich auch hier leider keine eindeutigen Antworten geben. Würde man jedoch die bisherigen Studien zusammenfassen und die Empfehlungen der Experten aus dem Herzkreislauf-Bereich hinzuziehen, dann zeichnen sich folgende Empfehlungen ab: Um das Risiko des Brust- und Darmkrebsrezidivs zu senken, sollte an mindestens fünf Tagen pro Woche über mindestens 30 (besser 45) bis 60 Minuten moderat Sport getrieben werden. Wahrscheinlich sind aber auch die Intensitäten entscheidend, und man kann dies umrechnen auf 3 mal 30 Minuten intensiven Sport pro Woche, der anstrengend ist. Überlastungen müssen jedoch vermieden werden, auch wenn eine maximale Obergrenze noch nicht definiert werden konnte. Ein täglicher Sport über zwei Stunden mit ein bis zwei Regenerationstagen pro Woche scheint unbedenklich.

Annette Rexrodt von Fircks: Woher rührt eigentlich die vor Krebs schützende Wirkung beim Sport?
Dr. Freerk Baumann: Während man in den 90er-Jahren vor allem den Stein der Weisen im Immunsystem vermutet hatte, rückt der Fokus nun vor allem auf das Hormonsystem. Interessante Studien aus den 90ern zeigten Einflüsse von Ausdauersport auf die Aktivität der natürlichen Killerzellen. Diese wurden durch die Intervention um ein Vielfaches aktiver, und die Theorie war, dass dadurch besser Krebszellen aufgespürt werden können, um diese dann zu zerstören. Leider ist es bis heute unmöglich, ein starkes Immunsystem zu erkennen, geschweige denn zu definieren. Dabei sind viel zu viele Mechanismen und Zellen involviert, die

ein sehr komplexes System darstellen. Es fehlt bis heute ein ausgeprägtes Verständnis.

Ende der 90er-Jahre rückten schließlich die Hormone ins Licht der Verdächtigen. Und tatsächlich, es konnten Verbindungen zur Krebsentstehung festgestellt werden. So hießen die dringend Tatverdächtigen auf einmal Insulin, Östrogen oder Testosteron. Diese Hormone haben einen entscheidenden Einfluss auf die Tumorentstehung und -entwicklung. Zahlreiche Studien belegen, dass körperliche Aktivitäten genau jene Hormone senken. Bestätigt wird diese Theorie durch Studien, die zeigten, dass vor allem hormonabhängige Tumoren scheinbar durch Bewegung und Sport im Zaum gehalten werden können. Menschen mit Diabetes und/oder einem erhöhten Insulinspiegel haben ein deutlich erhöhtes Risiko, an Darmkrebs zu erkranken. Das Medikament Bewegung schafft es, den Insulinspiegel kurzfristig und dauerhaft zu senken! Ähnliche Effekte werden bei Östrogen bzw. bei den hormonabhängigen Brustkrebserkrankungen beobachtet. Wissenschaftlich belegt ist dies noch nicht, aber stellen Sie sich mal vor, die Bewegungstherapie könnte die Anti-Hormontabletten für Brustkrebspatienten ersetzen! Wir hätten eine deutliche Abnahme der Nebenwirkungen und der unglaublichen Kosten. Wir sind gespannt, wie sich dieses noch sehr junge wissenschaftliche Feld weiter entwickelt …

Annette Rexrodt von Fircks: Wie könnte ein Sport-Wochenplan aussehen?

Dr. Freerk Baumann: Von Mensch zu Mensch ist der wöchentliche Sportplan natürlich sehr verschieden. Nicht selten stellen sich Betroffene nach einer Krebserkrankung die Frage, wie ein Trainingsprogramm aussehen kann. Bevor Sie sich jedoch in den Sport stürzen, sollten Sie das ärztliche Einverständnis eingeholt haben, damit dadurch evtl. versteckte Erkrankungen ausgeschlossen werden können.

➡ **Experten-Tipp:**
Gibt der Arzt grünes Licht, kann der Sportplan wie folgt aussehen:
Mindestens 3-mal pro Woche 30 Minuten anstrengende oder
mindestens 3-mal pro Woche 60 Minuten moderate Bewegung.
Ideal ist 2-mal pro Woche Ausdauersport (Walking, Nordic Walking, Radfahren, Schwimmen …),
dazu 1-mal pro Woche Gymnastik (Koordination, leichtes Krafttraining, Tanzen …) oder Sportspiele (beispielsweise Volleyball).
Außerdem viel Alltagsbewegung (Treppensteigen, Spaziergänge, Gartenarbeit, Einkaufsbummel, Enkel oder Kinder hüten …).

Sinnvoll ist sicherlich die Anschaffung eines Pulsmessgerätes, über das man einen objektiven Blick auf die Belastung erhält. Bewährt hat sich die Pulsgrenze von 180 minus Lebensalter plus/minus 10. Grundsätzlich sollte die Herzfrequenz jedoch 150 nicht überschreiten. Ein hilfreicher Tipp ist, dass sich die Trainierenden während der Belastung noch unterhalten können, entsprechend des Leitsatzes: »Laufen ohne zu schnaufen!«

Krafttraining ist auch für Krebspatienten zu empfehlen. Dies kann an den Geräten durchgeführt werden oder im Rahmen einer Kräftigungsgymnastik mit und ohne Kleingeräte wie Fitnessband oder Hanteln. Es ist beim Krafttraining zu beachten, dass zuvor Krafttestungen mit einer professionellen Hilfe durchzuführen sind und mit deren Hilfe auch der Trainingsplan zu erstellen ist. So werden auch ungeeignete Übungen vermieden. Zudem achtet der Therapeut auch auf eine saubere und korrekte Durchführung der Übungen, um einen optimalen Trainingseffekt zu erhalten.

Es ist unbedingt darauf zu achten, dass eine Pressatmung vermieden wird. Bei Anspannung sollte der Trainierende ausatmen und bei Entspannung einatmen. Auf diese Weise wird die Muskelspannung niedrig gehalten, und der Blutdruck bleibt konstant. Empfehlenswert ist ein Krafttraining, das einmal pro Woche durchgeführt wird (plus zwei andere Sporteinheiten). Es sollte zwischen 45 und 60 Minuten andauern. Die Trainingsintensität beim rehabilitativen Muskelaufbau beträgt etwa 40 bis 70 Prozent der Maximalkraft. Die Übungen werden in zwei bis sechs Serien 15- bis 20-mal wiederholt. Es sollten jene

Wiederholungszahlen geübt werden, die Sie als »etwas anstrengend« empfinden.

Annette Rexrodt von Fircks: Sollten Krebskranke, um ein Rezidiv zu vermeiden, mehr Sport treiben als Gesunde, die ihr Risiko einer Ersterkrankung senken möchten?

Dr. Freerk Baumann: Nein. Die ersten Untersuchungen zu dieser Thematik zeigen, dass wahrscheinlich mit einem normalen gesundheitsorientierten Trainingsumfang die besten Effekte zu erzielen sind, so wie es oben beschrieben ist.

Annette Rexrodt von Fircks: Gibt es verschiedene Empfehlungen bei den unterschiedlichen Krebserkrankungen?

Dr. Freerk Baumann: Im Rheinland sagen wir: »Jeder Jeck ist anders!« Dahingehend müssen wir auch die vielen verschiedenen Krebserkrankungen mit ihren unterschiedlichen medizinischen Therapien und den damit verbundenen mannigfaltigen Neben- und Auswirkungen individuell betrachten. Vor diesem Hintergrund ist eine persönlich zugeschnittene Bewegungsempfehlung notwendig. Was für den einen Krebspatienten zu empfehlen ist, kann für den anderen Patienten eine absolute Kontraindikation bedeuten. Als Beispiel sei hier das Schwimmen erwähnt: Für Brustkrebspatientinnen bildet die Wassertherapie eine zentrale Säule in der onkologischen Rehabilitation, während sie für

Leukämiepatienten nach einer Knochenmarktrans-
plantation aufgrund der Immunschwäche nicht zu
empfehlen ist.

Grundsätzlich ist jedoch zu beachten, dass der Trainingsplan Bewegungsformen beinhalten sollte, die zum
einen die Verbesserung einer bestimmten Einschrän-
kung zum Ziel haben (dort, wo das Problem liegt) und
zum anderen bestehende Ressourcen (das, was gekonnt
wird) nutzen. Dadurch wird nicht ständig der Fokus
auf ein belastendes Problem (zum Beispiel: Inkonti-
nenz nach einer operativen Prostataentfernung) gerich-
tet und infolgedessen eine bessere psycho-physische
Stabilität erreicht.

Aufbautraining durch Gedanken?

Als ich auf der 2006 von Herrn Dr. Freerk Baumann
und Herrn Prof. Klaus Schüle in Köln organisierten
und geleiteten Veranstaltung »Sport und Krebs« über
meine Erfahrungen mit Sport referierte, erzählte ich
auch von einem ganz besonderen Erlebnis: Es gab in
der Nachsorge eine Zeit – darüber schreibe ich kurz in
einem späteren Kapitel –, da lag ich sehr lange im
Krankenhaus und wurde mehrmals in der Woche am
Schienbeinknochen operiert. Mein ausgezehrter, ab-
gemagerter Körper war derart geschwächt, dass ich
eines Tages nicht mehr sitzen und allein mein Essen zu
mir nehmen konnte. Auch meine kleinen und großen
»Geschäfte« erfolgten ausschließlich über die Bett-

pfanne. Zu diesem Zeitpunkt stand der Tod neben mir, und ich wusste nicht, ob ich es schaffen würde. Bewegungslos lag ich mit Drainagen und Infusionen danieder und hatte Angst.

Eines Nachts kam mir plötzlich das Buch »Wieder gesund werden« von O. Carl Simonton in den Sinn, das ich in der Zeit der Chemotherapie gelesen hatte. In diesem Buch widmet er ein ganzes Kapitel der Bewegung bei Krebs. Unter anderem beleuchtet er darin, was der Patient auch dann noch tun kann, wenn er im wahrsten Sinne des Wortes ans Bett gefesselt und selbst nicht mehr in der Lage ist, seine Zehen bewusst zu bewegen. Ich erinnerte mich in dieser Nacht an viele seiner geschriebenen Worte, die mir Mut machten, seinen Rat einmal auszuprobieren. Er schreibt, dass wir unsere Kondition durch ausschließliche Gedankenarbeit verbessern können. Damals, während der Chemo, war dieses Kapitel für mich nur Theorie gewesen, denn ich konnte ja laufen, Fahrrad fahren, mich bewegen, wie ich wollte.

Jetzt sollte die Theorie zur Praxis werden. Noch in derselben Nacht machte ich einen ersten Versuch. Ich stellte mir vor, dass ich um meinen geliebten See laufen würde. Den Wunsch, das zu tun, ließ ich in mir einsinken, er wurde immer größer, fast unersättlich, er sollte zur Wirklichkeit werden. So entstand ein ganz konkretes Bild vor meinen geschlossenen Augen: Ich laufe tatsächlich um den See. Es ist Frühling, die Sonne scheint, und ihre durch das sanfte, grüne Blätterwerk fallenden Strahlen tanzen im Takt zu meinen Schritten. Ich fühle, wie sich meine Lungen mit Luft füllen, und spüre jede Bewegung meines Körpers. Der Boden unter meinen Füßen ist weich, er riecht modrig, erdig; da höre ich einen Specht, am See sind wieder viele Schwäne und Entenfamilien mit ihren Kleinen. Ich laufe und laufe, sehe, rieche, höre, schmecke. Ich lebe.

Lange war ich in diesem Bild mit meinem ganzen Sein. Und – was hatte es mir gebracht? Für den Augenblick eine positive Stimmung, gar Freude. Aber viel mehr noch! Am nächsten Tag hatte ich am ganzen Körper Muskelkater, als wäre ich wirklich gelaufen. Das war unbeschreiblich, ja beinahe unfassbar. Vor Rührung musste ich weinen. Wie zuverlässig war doch mein Körper selbst in dieser seit Wochen währenden großen Krise. Zum ersten Mal seit unendlich lang erscheinenden Tagen des Krankseins sprach er mit mir, indem er meinen Gedanken mit Muskelkater dankte.

Ich muss mich also tatsächlich aktiv »bewegt« haben!

Es war so überaus motivierend und Mut machend, dass ich selbst in dieser scheinbar ausweglosen Situation etwas Gutes, ja vielleicht sogar Überlebensnotwendiges für mich tun konnte, dass ich fortan täglich in meiner Vorstellung »trainierte«. Ein paar Tage später merkte ich, dass sich während der mentalen Übung tatsächlich meine Füße, Beine, Arme und andere Muskelgruppen bewegten. Bald konnte ich mich in meinem Bett auch ohne Vorstellungsbilder aktiv mobilisieren, meine Zehen anziehen, die Beine aufstellen, mit den Händen Greifübungen machen, dann isometrische Übungen durchführen, und eines Tages, viel schneller als die Ärzte und meine Familienangehörigen jemals vermutet hatten, konnte ich aufstehen, später kleine Spaziergänge machen und schließlich nach Hause gehen.

Diese für das Leben so wertvolle Erfahrung wollte ich weitergeben, so dass ich seitdem auf vielen Informationsveranstaltungen darüber berichte. Nach meinem Vortrag in Köln kam Herr Prof. Schüle auf die Bühne. Er fand es überaus wichtig, dass ich genau dieses Erlebnis in meinen Vortrag eingebaut hatte, und bekräftigte das Phänomen des Muskelaufbaus durch Gedankenarbeit.

Annette Rexrodt von Fircks: Wie lässt sich dieses Phänomen erklären, dass sich durch bloße Gedanken Muskeln aufbauen lassen?

Dr. Freerk Baumann: Es ist unklar, welche Erklärungen hinter diesem Phänomen stecken. Zwei von vielen Theorien könnten in diesem Zusammenhang eine Rolle spielen, die ich hier kurz darstellen möchte: Das Gehirn steuert über verschiedene Mechanismen die Versorgung von beispielsweise Knochen, Gelenken, Organen und eben auch den Muskeln. Nun haben Sie sich mit ihrer gesamten Vorstellungskraft derart mental vom Krankenhausbett lösen können, dass das Gehirn im Glauben war, dass Ihre Beine wirklich Sport getrieben haben. So gab es schließlich das Signal zum Muskelaufbau. Sie haben praktisch ihr Gehirn ausgetrickst. Jedoch kann dadurch zwar Ihre stetig verbesserte körperliche Konstitution begründet, aber der Muskelkater nicht erklärt werden.

Jedoch kann dies die zweite Theorie. In dieser könnten Sie die tiefe Vorstellungskraft des Joggens um den See mit in den Schlaf transferiert haben. Ihre Muskeln haben daraufhin ganz unbewusst das Joggen simuliert, so dass es, während Sie schliefen, zu stetigen, sich immer wiederholenden Muskelkontraktionen gekommen ist. Das erleben wir alle, wenn wir zum Beispiel im Traum vor etwas davonlaufen. Beobachten wir unseren Partner, der gerade etwas Entsprechendes träumt, dann können wir die Muskelbewegungen sogar sehen. Diese stellenweise sehr starken Kontraktionen der Muskeln führen zu ganz kleinen Muskelfasereinrissen, an diesen Stellen werden kleinste Bruchstücke der Muskelzellen ausgeschwemmt. Damit diese Abfallprodukte abtransportiert werden und sich gleichzeitig die Muskelfasern neu (und damit dicker) aufbauen können, lagert sich dort Gewebsflüssigkeit an. Diese Flüssigkeit führt zu einer Erhöhung des Muskeldrucks, der auf zahlreiche Nervenenden im Muskel drückt: Wir spüren den Muskelkater!

Annette Rexrodt von Fircks: Würden Sie jeden bettlägerigen Patienten ermutigen, seine Konstitution durch mentales Training zu verbessern?

Dr. Freerk Baumann: Grundsätzlich ist mentales Training für bettlägerige Menschen sehr zu empfehlen. Das Problem ist jedoch die schwierige Umsetzung, denn man muss zu diesen Übungen einen besonderen Zugang haben, den wahrscheinlich die wenigsten Menschen besitzen. Jedoch kann dieser antrainiert werden, und wenn die wichtigste Komponente, nämlich Offenheit, vorhanden ist, dann macht dies sicherlich sehr viel Sinn, zum Beispiel regelmäßig mental um einen See zu laufen.

Es gibt ein Dankeschön

Neulich, als ich unterwegs nach Grömitz war, um eine Gruppe junger Mütter aus meinem Stiftungsprojekt »gemeinsam gesund werden« zu verabschieden und die neue Gruppe von Müttern zu begrüßen, musste ich mal wieder in Hannover umsteigen. Eigentlich vermeide ich diese Zugverbindung so gut es geht, weil die ICEs von Düsseldorf nach Hannover fast immer Verspätung haben und ich dann meinen Anschlusszug nach Hamburg nicht mehr bekomme. Und diesmal sollte es mal wieder nicht anders sein. Ganze drei Minuten blieben mir für das Umsteigen. Mit meinem Trolli im Schlepptau rannte ich über den langen Bahnsteig – und der ist in Hannover wirklich sehr lang. Die Rolltreppen aber waren von Menschenansammlungen und Kofferbergen blockiert, so dass ich mit meinem schweren Gepäck die Treppe nehmen musste, ich eilte dann in der Bahnhofshalle im Gegenstrom vieler Reisender zum Aufgang Gleis 7 und die Treppe wieder hinauf zum Gleis. Mein Zug war noch da! Fünf Sekunden noch! Und ich war gerade eingestiegen, als der Pfiff für die Abfahrt ertönte. Wahnsinn, ich hatte die Aktion in weniger als drei Minuten geschafft – und war nicht einmal aus der Puste. Sportlich, sportlich, das war eine starke Leistung, dachte ich, lachte innerlich und klopfte mir, mich gedanklich lobend, selbst auf die Schulter.

Sicherlich ist mir dieses schnelle Umsteigemanöver nur aufgrund meiner hervorragenden Kondition gelungen. Ein regelmäßiges Trainingsprogramm steht nämlich auf meinem Tagesplan, das ich mir aus meinem Leben einfach nicht mehr wegdenken kann. Ich brauche es wie das Essen, Trinken und Schlafen. Meinen Crosser nutze ich im Winter fast täglich, am liebsten morgens, nach der ersten Tasse Tee und einem kleinen leichten Frühstück. Im Frühling, Sommer und Herbst laufe ich lieber in freier Natur. Jeden Tag dreißig Minuten Ausdauertraining und alle zwei Tage arbeite ich anschließend mit dem Fitnessband. Ein- bis zweimal pro Woche besuche ich das Fitnessstudio. Diese Zeit nehme ich mir, trotz meiner vielen Arbeit. Nein, gerade wegen meiner vielen Arbeit und dem damit häufig verbundenen Stress!

Beim Laufen kann ich sehr gut abschalten – dieser im Rhythmus sich wiederholende Bewegungsablauf ermöglicht mir ein Ausklinken aus dem Alltag und schafft damit mentale Freiheit und Raum für meine Träume oder einfach für das bloße Sein. Dann laufe ich und denke nichts und »bin« Lauf. Nach meinen sportlichen Auszeiten fühle ich mich beschwingt und bin gut gelaunt. Gestärkt gehen mir die vielen täglichen Aufgaben schneller von der Hand, und ich kann Probleme besser lösen. Mein Körper ist widerstandsfähiger gegenüber Infektionen, und seine Form gebenden Muskeln zeichnen eine schöne Figur – außerdem ist es ein schönes Gefühl, wenn ich meine Muskeln bei ganz alltäglichen Bewegungen spüren darf.

Seit ich regelmäßig Sport treibe, ist mein Schlaf besser geworden und ich bin längst nicht mehr so stressempfindlich. Ich könnte hier noch sehr viel mehr über die positiven Auswirkungen durch körperliche Bewegung schreiben ... Vielleicht kann ich durch die gezielte Bewegung sogar mein Rückfallrisiko derart senken, dass ich gesund bleibe. Wer weiß. Doch auf jeden Fall macht mich der Sport dankbar. Und wer Bewegung vermeidet, verpasst dieses große Dankeschön und letztendlich, in meinen Augen, das Leben.

Hoffnung, Schwindel und wahre Helfer – Möglichkeiten der Selbstbehandlung

Mistel oder Sauerkrautsaft

Kann die Mistel wirklich helfen?

Mit Herzklopfen suchte ich sorgfältig meinen Bauch ab. Wie und wo finde ich nur eine geeignete, dicke Falte? Wäre ich doch bloß ein bisschen dicker! Ah, jetzt fühle ich eine kleine Speckrolle zwischen Daumen und Zeigefinger – miniklein. Ob die auch ausreicht? Oder stecke ich womöglich sofort mit der Nadel in der Muskulatur? Unter die Haut, subkutan, soll sie doch nur gehen.

Zuvor hatte ich an einer Apfelsine geübt. Jetzt war ich allerdings doch ein wenig nervös. Immerhin war meine Bauchhaut nicht so fest wie die Schale der Frucht. Mit wie viel Schwung durfte ich nun in die Haut stechen? Müsste eigentlich egal sein, denn die Nadel war ja nicht endlos lang. Zitternd setzte ich ganz sachte an und bohrte die Nadel langsam bis zum Anschlag in meinen Bauch, die Falte schön fest haltend, dann drückte ich die Flüssigkeit hinein. Zum Schluss brauchte ich nur noch die Nadel herauszuziehen – oje.

Tat alles gar nicht weh!

Noch sehr genau erinnere ich mich an dieses erste

Unterfangen, mir die Mistel selbst zu spritzen. Als es geschafft war, war ich stolz wie Oskar – jetzt brauchte ich keinen Arzt mehr dafür und somit auch keine Wegstrecken und Wartezeiten mehr in Kauf zu nehmen. Die Mistel wurde für mehrere Jahre zu meinem Wegbegleiter. Mein Körper brauchte sie, denn ich hatte einen furchtbar schlechten Immunstatus und fühlte mich oft müde, aber mehr noch benötigte meine Psyche dieses Präparat. Mit der kleinen Spritze und ihrem wertvollen Inhalt – zweimal pro Woche – hatte ich das Gefühl, mir etwas Gutes zu tun. Ich hatte vor dieser Entscheidung zahlreiche Studien über die Mistel gelesen, und nach einem Gespräch mit meinem Arzt war ich von ihrer guten Wirkung ohnehin überzeugt. Zunächst hatten wir die Mistel mit den Zusatzstoffen des Wirtsbaums, nach Empfehlung der anthroposophischen Medizin, gewählt. »Mein« Wirtsbaum war der Apfelbaum. Da gab es unterschiedliche Serien mit verschiedenen Stärken, die mir – beginnend mit der geringsten Stärke – aufbauend verordnet wurden.

Bereits die Kelten und Germanen verwendeten die Mistel als Heilpflanze gegen jedwede Krankheit. Rudolf Steiner (1861–1925), der Begründer der Anthroposophie, entdeckte die Mistel aus geisteswissenschaftlichen Aspekten für die Krebstherapie. Heute ist sie, seit mehr als zwanzig Jahren unter modernen Bedingungen erforscht, eine der bekanntesten komplementären Behandlungsmittel bei Krebs – über fünfzig

Prozent aller Krebspatienten in Deutschland lassen sich zusätzlich mit Mistelextrakten behandeln.

Für Steiner war vor allem das Immaterielle bei Krankheit und Gesundung von großer Bedeutung. Unter dem Gesichtspunkt, wie die Mistel ihr Dasein organisiert, leitet das anthroposophische Verständnis von Krankheit und Heilung eine spezifische Wirkung beim Menschen, der an Krebs erkrankt ist, ab. Das Besondere an den kugelrunden Misteln ist nämlich, dass sie sich durch ihren Wirt – den jeweiligen Baum, auf dem sie sitzen – ernähren, den Wirt aber dennoch nicht nachhaltig schädigen.

Misteln wachsen als immergrüne Halbschmarotzer in Laub- und Nadelhölzern, wie zum Beispiel Ahorn, Apfel, Birke, Eiche, Kiefer, Linde, Pappel, Tanne, Ulme ... Man sieht sie sehr gut im Winter, wenn das Blattwerk des Wirts sie nicht verbirgt. Als Kind dachte ich immer, es handele sich um Vogelnester, wunderte mich, wie groß diese waren und welch enorme Vögel oder Großvogelfamilien sich darin wohl aufhielten. Wendet man die Mistel nach der anthroposophischen Therapierichtung an, so wird für den Patienten je nach Tumorart und Testung ein bestimmter Wirtsbaum gewählt. Das bedeutet, dass das Mistelextrakt auch zahlreiche Inhaltstoffe des Wirtsbaumes enthält.

Viele Jahre sind jetzt vergangen, seit ich das Präparat nahm, aber die Widersprüchlichkeit bezüglich der Wirksamkeit der Mistel währt immer noch. Zu diesem Thema möchte ich noch einmal Prof. Dr. mult. Kurt S. Zänker, Facharzt für Biochemie und Direktor des Instituts für Immunologie der Universität Witten/ Herdecke, befragen, der sich einer wissenschaftlichen Vielfalt in der Medizin verschrieben hat. Er versucht, zusammen mit Kollegen auf internationaler Ebene, auch eine wissenschaftliche Grundlage für die Mistel- therapie zu erarbeiten; dies kann bedeuten, dass die Bücher für eine solche Therapie für immer geschlos- sen werden, oder es können klare Aussagen gemacht werden, dass die Ergebnisse aus klinischen Studien mit der Mistel bei der Krebsbehandlung für den Pati- enten einen Vorteil hinsichtlich Lebensqualität und Überleben bringen.

Annette Rexrodt von Fircks: Bei welchen Krebserkran- kungen ist der Einsatz der Mistel überhaupt indiziert? **Prof. Kurt Zänker:** Im Schwerpunkt der Onkologie bei allen soliden Tumoren als ergänzende/unterstützen- de Therapie, natürlich mit der Maßgabe, dass keine andere, erfolgreiche Therapie verhindert wird. Eine Misteltherapie kann auch bei jenen Patienten indiziert sein, bei denen keine erfolgversprechende Chemo- oder Strahlentherapie mehr existiert (man bezeichnet das als relatives Therapievakuum), aber dennoch der Versuch unternommen werden soll, so lange wie möglich noch eine Lebensqualität aufrechtzuerhalten; oder der Patient willentlich, selbstbestimmt andere Therapien ausschließt.

Annette Rexrodt von Fircks: Sollte vor der Therapie ein Immunstatus erfolgen, um nicht zu viel zu stimulieren?

Prof. Kurt Zänker: Die Durchführung eines Immunstatus kann, muss aber nicht immer sinnvoll sein. Es sollte mit dem Arzt darüber gesprochen werden, welche Schlüsse er aus den Ergebnissen eines Immunstatus ziehen kann. Eine sogenannte Überstimulierung des Immunsystems durch eine Misteltherapie wird bei einer dosiskonformen Anwendung klinisch völlig überschätzt. Für die Rechtfertigung einer Behandlung mit Mistel muss auch nicht unbedingt eine Immunschwäche vorliegen.

Annette Rexrodt von Fircks: Erkennen Sie einen Unterschied in der Wirksamkeit von anthroposophischen (alle Wirkstoffe der Mistel im Zusammenspiel nutzend) bzw. phytotherapeutischen (die reine Verabreichung von wirksamen Mistelinhaltsstoffen) Präparaten?

Prof. Kurt Zänker: Das ist eine rein akademische Diskussion. Grundsätzlich sind die Präparate für die anthroposophische wie für eine phytotherapeutische Medizin hinreichend gut untersucht, um Schaden vom Patienten abzuwenden. Derzeit ist die Studienlage zur anthroposophischen Anwendung und adjuvanten (zusätzlichen/ergänzenden) Wirksamkeit sogar der der phytotherapeutischen überlegen; jeder Patient muss sich aber darüber im Klaren sein, dass eine anthroposophische Misteltherapie eben über die reine Verabreichung von wirksamen Mistelinhaltsstoffen hinausgeht und oft auch noch durch andere, spirituelle Therapieansätze begleitet wird. In dieser Fragestellung zur Misteltherapie aus der Sicht der anthroposophischen Medizin und einer Phytomedizin spiegelt sich eben Pluralität der Behandlung, aber nicht Beliebigkeit, in der Medizin wider. Die Phytotherapie versucht einen oder wenige Inhaltsstoffe der Mistel als wirksames Prinzip und als Leitsubstanz(en) zu beschreiben, während die anthroposophische Medizin auf das Zusammenspiel aller Inhaltsstoffe der Mistel abzielt. Die Phytopharmakologie strebt danach, eventuell aus der Mistel einen oder einige wenige Naturstoffe reinigen zu können, die dann als wirksame Präparate in der Apotheke erhältlich sind; die anthroposophische Medizin dagegen will keine Trennung der Inhaltsstoffe der Mistel durchführen, denn alle Inhaltsstoffe ergänzen sich in ihrer Wirkung, das Prinzip der Ganzheitlichkeit.

Annette Rexrodt von Fircks: Welche positive Wirkung verspricht die Mistel grundsätzlich?
Prof. Kurt Zänker: Die derzeitige Studienlage belegt eindrucksvoll, dass eine Misteltherapie als begleitende Therapie zu den herkömmlichen Krebstherapien krankheits- und therapiebedingte Symptome bessern kann. Die Mistel als begleitende Therapie – und dies ist wichtig zu beachten – kann sehr wohl zur Verbesserung der Lebensqualität beitragen. Jeder Tumor-

patient sollte grundsätzlich den Arzt nach unterstützenden Therapiemöglichkeiten fragen, modern ausgedrückt zu »supportive care«.

Annette Rexrodt von Fircks: Gibt es auch negative
Wirkungen?

Prof. Kurt Zänker: Wird die Misteltherapie nach den
entsprechenden Behandlungsempfehlungen eingesetzt,
sind negative Wirkungen wie beispielsweise allergische
Reaktionen sehr selten. Auch das Maß der Rötung
als Entzündungsreaktion um die Einstichstelle kann
nicht als eigentliche negative Wirkung betrachtet werden, denn diese Reaktion zeigt nur, dass in der Haut
Immunreaktionen angestoßen werden, die sich möglicherweise im Organismus zur Tumorbekämpfung fort-
setzen; Forschungen dazu werden derzeit durchgeführt,
wobei sich aber schon gezeigt hat, dass das Maß der
Hautreaktion nicht in einer direkten Abhängigkeit zu
eventuellen Erfolgen hinsichtlich der Verbesserung der
Lebensqualität zu sehen ist.
Viel wichtiger ist die Frage, ob die Misteltherapie ein
Fortschreiten der Krebserkrankung (beispielsweise die
Metastasierung) begünstigen kann oder, durch Wech-
selwirkungen mit herkömmlichen Krebsmedikamen-
ten, deren Wirkung vermindert oder aufheben kann.
Die derzeitige Studienlage belegt nicht, dass eine
Misteltherapie die Krebszellen anregt, sich im Körper
auszubreiten und als Tochtergeschwülste abzusiedeln.
Es darf aber hier nicht verschwiegen werden, dass eine

internationale Studie bei Patienten mit schwarzem Hautkrebs (Melanom) von Onkologen so interpretiert wird, dass es bei dieser Tumorart unter einer Misteltherapie zu vermehrten Metastasen im Gehirn gekommen ist.[4] Die formalen Streitigkeiten zum Studienprotokoll, zur Auswertung und Interpretation sowie Fehlermöglichkeiten der Studie sind aber bis heute nicht beigelegt, deshalb sollte – um jede juristische Auseinandersetzung zu vermeiden – die Misteltherapie beim Melanom nur in fachkundiger Hand und hinreichend dokumentiert durchgeführt werden. Wer die Auseinandersetzungen zu dieser Studie über die Jahre hinweg verfolgt hat, sieht hier ein Beispiel, wie emotionale und fundamentale Ansichten in der Medizin Fortschritte verhindern, wie sowohl Aussagen für das Wohl als auch Warnhinweise in unsachlicher Weise gemacht werden. Es ist die Pflicht und Schuldigkeit eines jeden Wissenschaftlers und Arztes, sich selbst ein hinreichendes Bild zu Behandlungsprotokollen in der Onkologie zu machen, damit der Patient in einer willkürfreien ärztlichen Entscheidung die bestmögliche Therapie erhält. Die noch immer anhaltende und sinnentstellende Diskussion über diese Studie trägt nicht dazu bei, die Verunsicherung von Patienten hinsichtlich schwerer Therapieentscheidungen in der Onkologie zu erleichtern.

Annette Rexrodt von Fircks: Vermag die Mistel Tumorzellen anzugreifen?

Prof. Kurt Zänker: Die derzeitige Literatur zu Mistelinhaltsstoffen und deren Wirkung auf Tumorzellen
zeigt eindeutig, dass in der Mistel Stoffe enthalten
sind, die Tumorzellen direkt zerstören oder in einen
»Freitod« treiben. Noch interessanter sind neuere
Ergebnisse, die zeigen, dass Mistelinhaltsstoffe die
Blutgefäßversorgung von Tumoren zerstören können.
Ebenfalls Gegenstand intensiver Forschung ist, ob
Mistelinhaltsstoffe Vermittler zwischen Tumorzellen
und Immunzellen sein können, damit Immunzellen
die Tumorzellen gezielt erkennen und töten können;
hier öffnen sich durchaus neue Forschungsfenster zu
Interaktionen des angeborenen und erworbenen
Immunsystems, bei denen Mistelinhaltsstoffe eine
Helfer- und Vermittlerfunktion übernehmen können.

Annette Rexrodt von Fircks: Ist es sinnvoll, die Mistel
bereits während der Chemo- und Strahlentherapie einzusetzen?
Prof. Kurt Zänker: Dies ist hinsichtlich der Anwendung eine bedeutende Frage. Wie schon vorher
erwähnt ist es durchaus legitim, zumindest bis zum
Beweis des Gegenteils zu argumentieren, die Misteltherapie könnte deshalb die Lebensqualität verbessern,
weil sie die herkömmlichen Therapien wie Chemo-
und Strahlentherapie in ihren Wirksamkeiten auf
Tumorzellen, Tumore und gesunde Zellen vermindert;
weniger Wirkung würde dann gleichbedeutend sein
mit weniger Nebenwirkung. Die neuesten Studien-

lagen, so beim Brustkrebs, beim Kolon- und Pankreas-
karzinom, geben keine Hinweise, dass diese Arbeits-
hypothese zutrifft. Es gibt aber auch noch keine eindeutigen Frequenzprotokolle, wie eine Misteltherapie –
als »supportive care« die Lebensqualität unterstützend
– in eine Chemo- und/oder Strahlentherapie eingefügt
werden kann; alle Ergebnisse stammen aus rückschau-
enden Beobachtungen und müssen vorausschauend
klinisch bestätigt, also verifiziert werden. Unter einer
sorgfältigen ärztlichen Betreuung ist eine Anwendung
der Mistel zwischen längeren Therapieintervallen bei
herkömmlichen Therapieverfahren (Chemo- und/oder
Strahletherapie) zu verantworten, wenn dabei auf die
Befindlichkeit des Patienten geachtet und diese immer
wieder mit Laborparametern (beispielsweise Blutbild,
Tumormarkern, Immunmarkern) auch abgeglichen
wird.

Ein experimentelles Ergebnis der Kollegen S. Engdal
und O.G. Nilsen aus Norwegen lässt in dem Zusammenhang mit dieser Frage, ob die Mistel auch schon
während der Chemotherapie eingesetzt werden kann,
besonders aufhorchen. Im Juni 2008 haben sie veröffentlicht, dass die Mistel (hier für das Präparat
Iscador® gezeigt) ein zellmembranständiges Pumpensystem hemmt (P-Glycoprotein), das Zellen befähigt,
Stoffe, die eine Zelle schädigen könnten, sofort wieder
aus der Zelle zu pumpen, damit die Zelle überlebt.[5]
Wenn man dieses Pumpensystem hemmen kann, dann
verbleiben zellschädigende Stoffe wie Zytostatika in

einer Tumorzelle und können diese töten. Nun ist experimentell gut bewiesen, dass gerade Tumorzellen, und hier wiederum Tumorstammzellen, ein solches Pumpensystem besonders stark aktivieren können, um zu überleben. Sollten weitere Ergebnisse, auch in Tierversuchen, zeigen, dass Mistelinhaltsstoffe eine solche biologische Eigenschaft nachhaltig haben, dann ist damit eine Grundlage geschaffen, Mistelpräparationen mit diesen Eigenschaften in Chemotherapieprotokolle zu integrieren.

Es eignet sich die Mistel auch noch deshalb sehr gut dafür, in Chemotherapieprotokolle aufgenommen zu werden, da dadurch keine Erhöhung der Nebenwirkungen eintritt, aber eine Chemoresistenz (Widerstand gegen die Chemotherapie) überwunden werden kann. Es gibt dazu noch keine Studienlage, die diese biologische Eigenschaft in der klinischen Anwendung überprüft hat; dennoch sollte der erfahrene Onkologe mit dem Patienten darüber sprechen, ob durch den Einsatz der Mistel während der Chemotherapie die Effektivität dieser Behandlung nicht doch erhöht werden kann, vor allem dann, wenn der behandelnde Arzt vom Pathologen mehr über die biologischen Eigenschaften des individuellen Tumors des Patienten erfahren hat. Im begründbaren Einzelfall ist es dann durchaus angebracht, die Misteltherapie – hier aufgrund der Ergebnisse nur mit Iscador® – schon während der Chemotherapie einzusetzen.

Annette Rexrodt von Fircks: Wie lange sollte die Misteltherapie dauern? Kann sie Leben verlängern?

Prof. Kurt Zänker: Diese Frage ergibt sich konsequenterweise aus der obigen Frage. Die Dauer der Anwendung nach Beendigung von herkömmlichen Therapien (Chemo- und/oder Strahlentherapie) kann man nicht vorhersagen. Ziel jeder Behandlung eines soliden Tumors ist dessen Entfernung und die Minderung des Risikos, dass die Erkrankung wieder auftritt (Rezidiv) oder sich in anderen Organen Tochtergeschwülste absiedeln – die häufigste Todesursache bei soliden Tumoren. Die klinische Erfahrung zeigt, dass beim nicht-metastasierenden Ovarialkarzinom (Eierstockkrebs) eine fünfjährige Therapie mit zunehmenden Therapieintervallen statistisch ausreicht, um das beschriebene Therapieziel zu erreichen.

Anders sieht es beim Brustkrebs aus, dort kann man auch nach 15 bis 20 Jahren, wenn auch mit abnehmender Wahrscheinlicht, weder ein Rezidiv noch eine Metastasierung ausschließen. Man sollte, ja muss immer mit seinem Arzt zumindest ein Gespräch über die Prognose der Erkrankung führen, wobei der Arzt weder als Prophet noch als Wahrsager auftreten kann, sondern nur versuchen kann, naturwissenschaftliche Tatsachen aus dem biologischen Verhalten des Primärtumors zukunftsorientiert umzusetzen. Geschieht dies, darf man, von einer individuellen Prognose ausgehend, damit rechnen, dass der Einsatz der Mistel bis zu 20 Jahre lang erfolgen kann, wobei immer eine individuelle Absprache zwischen Arzt und Patient zu zunehmenden Therapieintervallen erfolgen sollte.

Ich hatte mich von den widersprüchlichen Meinungen der Ärzte und Experten zur Misteltherapie nicht beirren lassen, auch wenn mir manche Ärzte sagten: »Dann sollten Sie lieber Schokolade essen« oder gar: »Es gibt Studien, die aussagen, das die Mistel das Tumorwachstum sogar anregen kann.« Die Bücher über die Mistel (siehe Anhang), meine Nachforschungen und die Ärzte, denen ich schließlich vertraute, hatten mich jedoch überzeugt. Und ich mochte sie – diese Mistel. Mit ihr ging es mir gut.

Viele Patienten sind durch die unterschiedlichen Aussagen über die Wirksamkeit der Misteltherapie sehr verunsichert und haben daher große Probleme, eine Entscheidung zu treffen. Ihnen möchte ich ans Herz legen, sich gut über diese Behandlung zu informieren und sich selbst zu fragen, warum sie die Mistel überhaupt in Betracht ziehen. Ist es der Wunsch, aktiv zu werden? Eine alternative Behandlungsmethode zu nutzen? Gezielt Nebenwirkungen einer Chemo- oder Strahlentherapie abzuschwächen? Das Immunsystem zu stärken? Ist es der anthroposophische Ansatz, der zur Therapie motiviert, oder sind es die naturwissenschaftlich-medizinischen Fakten? Das Gespräch mit dem behandelnden Arzt oder auch mehreren Ärzten, die Erfahrungen mit der Misteltherapie haben und ihr gegenüber vom Grundsatz her aufgeschlossen sind, unter Berücksichtigung der ganz eigenen Motivation für diese Behandlung, halte ich bei der Entscheidungsfindung für sehr wichtig.

Vitamine, Spurenelemente, Fette und Co

Nahrungsergänzungsmittel durfte ich während der Chemo- und Strahlentherapie nicht einnehmen. Ich würde mir sonst möglicherweise schaden, sagten die Onkologen. Sie befürchteten, dass zusätzliche Vitamine die Wirkung der Therapie verringern und möglicherweise Krebszellen zum Wachstum anregen könnten. Stattdessen wurde mir geraten, mich besonders gesund in dieser Zeit zu ernähren: »Damit machen Sie alles richtig«, wurde ich getröstet. Das Problem war nur, dass ich aufgrund der therapiebedingten Magenschmerzen und entzündeten Mundschleimhaut überhaupt nicht vitaminreich essen konnte. An Obst und viele Gemüsesorten wie auch Vollkornprodukte war nicht zu denken. Mit Sicherheit hatte ich damals einen Mangel an Vitaminen und Mineralien.

Heutzutage sehen das die meisten Onkologen anders. Einige Nahrungsergänzungsmittel können die Nebenwirkungen der Krebsbehandlung abmildern, und vereinzelte sekundäre Pflanzenstoffe und Spurenelemente sind sogar in der Lage, eine bessere Wirksamkeit der Chemotherapie zu provozieren und unangenehme Begleiterscheinungen zu mildern. Wichtig ist es aber, nicht auf eigene Faust irgendwelche Präparate zu schlucken, sondern immer nur in Absprache mit einem onkologisch erfahrenen Arzt auszuwählen, was helfen kann.

Erst nach der Therapie gab es für mich grünes Licht und ich erhielt zusätzliche Unterstützung: Über mehrere Monate nahm ich zwei- bis dreimal pro Woche einen Cocktail aus Vitaminen und Elektrolyten, ich bekam Injektionen mit unterschiedlichen Darmbakterien und verschiedene Enzyme für das Wiedererlangen meiner Lebenskraft – und ich meine sagen zu können, dass mir das guttat. Ich war, wie ich in dem Kapitel über Ernährung geschrieben habe, noch viele Monate nach dem Ende der Therapie nicht in der Lage, mich abwechslungsreich zu ernähren, und brauchte, um den Bedarf an Mikronährstoffen zu decken, Hilfe durch Nahrungsergänzungsmittel bzw. bilanzierte Diäten und andere komplementäre Maßnahmen.

Aber auch heute noch versorge ich mich manchmal über Wochen und Monate mit zusätzlichen Vitaminen und Spurenelementen; immer dann, wenn mein Körper entsprechende Signale sendet. Auf anstrengenden Lesereisen zum Beispiel oder wenn ich erkältet bin oder mein Magen streikt und ich mich nicht optimal ernähren kann. Durch viele Schweißausbrüche am Tage und noch mehr des Nachts verliere ich außerdem viele Mineralien und habe daher einen erhöhten Bedarf an Magnesium und häufig auch Kalium.

Bei starker Unterversorgung leide ich unter Muskel-krämpfen und Extrasystolen (Extraschläge des Herzens). Ich schlucke nicht irgendwelche Kombipräparate, sondern ganz gezielt zum Beispiel Vitamin C, ab und zu Zink oder Kalium und täglich Magnesium. Manchmal mache ich im Winter auch eine Art Kur mit einem Präparat, das nur ganz wenige Inhaltsstoffe, wie das Resveratrol (Traubenextrakt), Vitamin C und Zink enthält. Das Polyphenol Resveratrol ist ein sehr interessanter Wirkstoff, der in roten Trauben und vor allem in hoher Konzentration im Rotwein vorkommt. Es wirkt entzündungshemmend, schützt gesunde Zellen vor dem Altern und bremst außerdem das Wachstum von Krebszellen, indem es die Apoptose, den programmierten Zelltod, anregt. Nichtsdestotrotz sollte selbst Rotwein nur in Maßen, wie Prof. Beuth in dem Kapitel über Ernährung bereits sagte, genossen werden.

Was ich außerdem fast täglich mit einer kleinen Kapsel zu mir nehme, das sind die wichtigen Omega-3-Fettsäuren. Ich mag fette Kaltwasserfische wie Lachs, Hering, Makrele und Thunfisch ganz und gar nicht, auch wenn ausgerechnet die reichlich von diesen guten Fetten enthalten. Eine spezielle Blutuntersuchung hat bei mir ein schlechtes Verhältnis von Omega-6- zu Omega-3-Fettsäuren von 8:1 angezeigt. Ideal wäre ein Quotient von 5:1. Seit ich die Fischölkapseln zusätzlich einnehme, ist das Verhältnis wieder normal, aber viel wichtiger als der Wert ist für mich mein verbessertes Allgemeinbefinden. Ich kann mich besser konzentrieren, bin wacher, leistungsstärker und fühle mich insgesamt wohler.

Omega-3-Fettsäuren haben eine entzündungshemmende Wirkung, verbessern die Fließeigenschaften des Blutes, und einige Studien – wie zum Beispiel die große europäische EPIC-Studie an 475 000 Teilnehmern – zeigen, dass ein erhöhter Konsum von Omega-3-Fettsäuren das Risiko einer Krebserkrankung verringern kann; andere belegen eine Verlängerung der Lebenszeit von Krebspatienten. Durch eine entsprechende konsequente Ernährung, zweimal in der Woche die genannten Fischarten, den Verzehr von Leinsamenkörnern, Lein-, Raps- und Sojaöl könnte man die Kapseln allerdings womöglich einsparen und den Geldbeutel schonen.

Auch das im Boden vorkommende lebensnotwendige Spurenelement Selen, das vor allem in Gemüse und Getreide enthalten ist, verspeise ich täglich in Form einer Tablette mit zusätzlichen Enzymen, auf die ich noch eingehen werde. Allein durch die Nahrungsaufnahme habe ich immer zu geringe Selenwerte – weit unter dem untersten Normbereich. Ein Selenmangel kann das Immunsystem, vor allem die Aktivität der Killerzellen schwächen. Eine ausreichende Selenversorgung dagegen erhöht den Schutz vor freien Radikalen, stärkt das Immunsystem und spielt somit auch eine große Rolle in der Prävention von Krebs. Bei Tumorpatienten vermag Selen die Wirksamkeit der

Chemo- und Strahlentherapie zu verstärken, die unangenehmen Nebenwirkungen zu reduzieren und bei Operationen den schädlichen oxidativen Stress abzufangen. Außerdem beschwichtigt Selen entzündliche Prozesse und wirkt der Bildung eines Lymphödems entgegen.

Meine mich behandelnden Ärzte tüfteln mit mir gemeinsam diese unterstützenden Maßnahmen immer wieder neu aus. Blutuntersuchungen, aber vor allem mein körperliches Befinden sind ausschlaggebend für die jeweiligen Entscheidungen. Die Ärzte geben mir allerdings stets den Rat, dass es wichtiger ist, auf eine ausgewogene Ernährung zu achten als Tabletten zu schlucken. Isolierte Nährstoffe können niemals die Vielfalt der Inhaltsstoffe natürlicher Nahrungsmittel wie Obst und Gemüse ersetzen und sollten nicht dazu verführen, schlechte Essgewohnheiten damit ausgleichen zu wollen. Außerdem schmälern die Ausgaben für Nahrungsergänzungsmittel, die in der Regel nicht von den Krankenkassen übernommen werden, das eigene Portemonnaie.

In Deutschland nehmen übrigens 31 Prozent der Frauen und 24 Prozent der Männer Nahrungsergänzungsmittel ein. Mehrere Milliarden Euro werden hierfür jährlich ausgegeben. Zahlreiche Produkte sind überdosiert und können sogar schaden. Besorgniserregend ist, dass immer mehr Nahrungsmittel mit Vitaminen angereichert werden, Cornflakes, Joghurts, Limonaden, Bonbons. »Viel« heißt nicht gleich »gut« –

und wir müssen auf unsere Kinder achtgeben, sonst werden sie womöglich noch krank durch ein Zuviel des Guten! Nur in besonderen Lebenssituationen, wie zum Beispiel Schwangerschaft und Stillzeit, bei Krankheit oder chronischen Leiden, Lebensmittelallergien oder Aufnahmestörungen des Darms für bestimmte Vitamine und Spurenelemente, kann der Gebrauch von Nahrungsergänzungsmitteln sinnvoll sein.

Annette Rexrodt von Fircks: Empfehlen Sie gesunden Menschen die zusätzliche Einnahme von Vitaminen und Spurenelementen für eine Vorbeugung gegen Krebs?

Prof. Josef Beuth: Der menschliche Organismus benötigt für eine optimale Funktion unter anderem Vitamine, Spurenelemente, Ballaststoffe und sekundäre Pflanzenstoffe (sogenannte Mikronährstoffe) in ausreichender Menge und richtiger Zusammensetzung. Bei gesunden Menschen mit ausgewogener Ernährung, also ausreichender Zufuhr von Obst, Gemüse und Getreide, sind Mangelerscheinungen eher die Ausnahme. Eine ausgewogene Ernährung bedarf keiner zusätzlichen Nahrungsergänzungsmittel und ist neben mäßiger, aber regelmäßiger körperlicher Aktivität und ausgeglichener seelischer Balance die beste Prophylaxe gegen Krebserkrankungen.

Achtung: Die Auswertung von wissenschaftlich fundierten klinischen Langzeitstudien[6] hat gezeigt, dass vitaminhaltige Nahrungsergänzungsmittel (beispiels-

weise die Vitamine A, C, E sowie ß-Karotin) bei
gesunden Menschen keine dem Krebs vorbeugende
Wirkung haben. Daher wird von der Einnahme
abgeraten, wenn keine Indikation vorliegt!

Annette Rexrodt von Fircks: Befürworten Sie die
Unterstützung mit bilanzierten Diäten und anderen
für das Immunsystem stabilisierenden Maßnahmen
während der Krebstherapie? Und sollten Krebskranke
in der Nachsorge vor der Einnahme von zusätzlichen
Nährstoffen die entsprechenden Werte durch eine
Blutuntersuchung bestimmen lassen?
Prof. Josef Beuth: Eine den Lebensumständen bzw.
der Ernährung angepasste Gabe von Vitaminen und
Spurenelementen in Form bilanzierter Gemische hat
sich zum Ausgleich von Mangelzuständen als sinnvoll
erwiesen: bei erschwerter Nahrungsaufnahme, insbesondere von Obst, Gemüse, Getreide; bei erhöhtem
Bedarf, beispielsweise nach Krebsstandardtherapien,
die mit Gewichtsverlust einhergehen; bei allergischer
Reaktionslage auf Obst, Gemüse sowie bei Mangelerscheinungen.
Krebspatienten haben einen erhöhten Bedarf an
Mikronährstoffen, insbesondere während bzw. nach
chemo- und strahlentherapeutischer Behandlung. Dies
ist einerseits durch die Erkrankung bedingt, andererseits bewirken Chemo-, Strahlen-, Hormon- oder An-
tibiotikatherapien bzw. deren Nebenwirkungen eine
zum Teil erhebliche Bedarfserhöhung. Der erhöhte Be-

darf ist durch die Ernährung allein oft nicht zu decken. Eine Mangelversorgung kann entstehen und sollte durch gezielte Gabe von Mikronährstoffgemischen ausgeglichen werden. In wissenschaftlichen Untersuchungen konnte gezeigt werden, dass ein Mangel an Vitaminen und Spurenelementen unter anderem ein vermindertes Ansprechen auf Krebsstandardtherapien bewirkt sowie mit vermehrten Nebenwirkungen dieser Therapien einhergeht und die Lebensqualität einschränkt.

Bilanzierte Gemische decken bei Einnahme der empfohlenen Dosis den Tagesbedarf an Vitaminen und Spurenelementen ab, enthalten keine gesundheitsgefährdenden hohen Konzentrationen und können mit den Krebsstandardtherapien kombiniert werden. Dennoch ist eine ausgewogene, optimierte Ernährung der Einnahme von Mikronährstoffpräparaten vorzuziehen!

Achtung: Unbedingt zu warnen ist vor der unkontrollierten Einnahme von werbewirksam angebotenen hochdosierten Mikronährstoffen sowie vor individuellen Mischungen, die auf wissenschaftlich fragwürdigen Diagnostikverfahren beruhen (beispielsweise Redox-Serum-Analyse, Messung freier Radikale, Bioresonanzmessung). Derartige Präparate verursachen in der Regel hohe, selbst zu tragende Kosten, sind zum Teil krebserregend bzw. wachstumsfördernd für Krebszellen und können möglicherweise die Wirksamkeit von Chemo- und Strahlentherapien reduzieren.

Das große Wunder der kleinen Linse

Vor ungefähr zwei Jahren rief ich Rat suchend Herrn Prof. Beuth in seiner Ambulanz an. Ich litt nunmehr seit fast acht Jahren so sehr unter den durch die Antihormontherapie bedingten Gelenkschmerzen in Fingern, Füßen, Schultern und Knien, dass ich fast das Handtuch werfen und die Behandlung abbrechen wollte. Außerdem waren meine Schleimhäute durch Austrocknung stark angegriffen, so dass sich Augen- und Nasenschleimhaut immer wieder entzündeten. Kontaktlinsen konnte ich schon lange nicht mehr tragen. Gegen die Gelenkschmerzen verordneten mir die Ärzte immer wieder Schmerzmittel, die mein Magen allerdings gar nicht vertragen wollte, so dass ich schließlich für ihn noch ein weiteres Medikament verschrieben bekam. Dieses wiederum verursachte auch Nebenwirkungen, und der Teufelskreis wollte kein Ende nehmen. Regelmäßige Bewegung konnte zwar die Gelenkbeschwerden etwas lindern, aber meine Schleimhäute blieben davon unberührt. Prof. Beuth empfahl mir ein neues Enzym-Selen-Lektin-Präparat, dessen Wirksamkeit er in einer Untersuchung[7] bei an Brustkrebs erkrankten Frauen prüfte und das bereits hervorragende Ergebnisse – gerade auch bei Gelenkbeschwerden während der Krebstherapie – zeigte.

»Wieder neue Tabletten einnehmen?«, dachte ich zunächst. Nun hatte ich aufgrund meiner Beschwerden bereits so viel ausprobiert und geschluckt, von herkömmlichen Enzymen bis hin zu starken Schmerzmitteln, dass ich erst einmal von einer weiteren Tabletteneinnahme überhaupt nicht begeistert war. Trotzdem machte ich einen Versuch. Mit dem Gedanken »Das hilft ja eh nicht« nahm ich am darauffolgenden Tag, wie empfohlen, vier Tabletten. Gleichgültig, so nebenbei, schluckte ich sie; eine halbe Stunde vor dem Frühstück und eine halbe Stunde vor dem Abendessen und so am nächsten, übernächsten und überübernächsten Tag. Irgendwann bemerkte ich während meiner Arbeit am Computer, dass meine Augen nicht mehr brannten. Ich brauchte weniger Augentropfen. Fünf Tage später konnte ich meine Kontaktlinsen wieder für ein paar Stunden tragen. Und dann regenerierten sich plötzlich all meine Schleimhäute. Es war wie ein Wunder! Nach ungefähr einer Woche ließen die Gelenkschmerzen nach. Ich konnte nachts wieder problemlos den Fuß abrollen, am Morgen die Finger ohne Schmerzen bewegen und den Kindern die Brote streichen. Unglaublich, da »dokterte« ich jahrelang herum und litt manchmal wie der sprichwörtliche Hund – und nun vermochte ein natürliches Gemisch aus Papain, Ananas, Selen und Lektin vieles heil zu machen. Es stellte sich Lebensqualität ein.

Das Präparat wurde zu meinem Freund, ja ich fing an es zu lieben, und es muss sich hier wohl um ein sehr potentes Mittel handeln, da ich anfänglich überhaupt nicht an eine positive Wirkung geglaubt hatte und somit der wohlbekannte gute und auch wichtige Placeboeffekt nicht zum Tragen gekommen sein konnte. Mit der Zeit habe ich ein Gespür dafür entwickelt, wie viele Tabletten ich täglich einzunehmen habe. Weniger als vier Dragees bringen geringeren Effekt; das spüren zuallererst meine Augen. Auch die Gelenke schmerzen dann wieder mehr. Als ich nach einem Jahr den Versuch gemacht hatte, diese Therapie abzusetzen, stellten sich die alten Beschwerden sehr schnell erneut ein. Bin ich heute beruflich mehrere Tage unterwegs und vergesse meine »Freunde« mitzunehmen, lasse ich sie mir so schnell wie möglich nachschicken oder bestelle sie mir in der Apotheke vor Ort. Die Kosten werden leider nicht von allen Krankenkassen übernommen. Ich bestelle mir immer gleich eine Dreimonatspackung – somit wird die einzelne Tablette billiger.

Dieses Enzym-Selen-Lektin-Produkt enthält die Enzyme Bromelain aus der Ananas und Papain aus der Papaya, Natriumselenit (Selen) sowie das Lektin, das Eiweiß aus der Linse. Laut den aktuellen Ergebnissen der Anwendungsbeobachtung bewirkt es während der Chemo- und Strahlentherapie eine Verringerung der Nebenwirkungen, vermag die Wirksamkeit der Behandlung zu steigern, schützt die Schleimhäute der Nasennebenhöhlen und Bronchien vor Entzündungen, beugt einem Lymphödem vor und reduziert arthrotische Gelenkbeschwerden.

Annette Rexrodt von Fircks: Empfehlen Sie dieses Enzym-Selen-Lektin-Präparat ausschließlich Frauen, die an Brustkrebs erkrankt sind, oder können auch Patienten mit anderen Krebserkrankungen davon profitieren? Wie erklären Sie sich die Verringerung der Gelenkbeschwerden und die Regeneration der Schleimhäute?

Prof. Josef Beuth: Wenn sich auf den Krebszellen Rezeptoren, also Andockstellen für Hormone (wie Östrogen und Progesteron bei Brustkrebs; Testosteron bei Prostatakrebs) befinden, regen diese Hormone den Krebs zum Wachstum an. Der Wachstumsreiz der Hormone kann durch eine (Anti-)Hormontherapie (Rezeptorblockade oder Hemmung der Hormon-bildung) verhindert werden. Diese Therapie ist dem-nach eine wichtige adjuvante, das heißt die Standard-therapie optimierende Therapiemaßnahme bei Hormonrezeptor-positiven Krebsarten, die das Risiko des Wiederauftretens und der Ausbreitung reduzieren und das Überleben deutlich verlängern kann. Allerdings kann die (Anti-)Hormontherapie durch Östrogen- bzw. Testosteronreduktion mit unerwünsch-ten Nebenwirkungen einhergehen, die zuweilen die Lebensqualität der Patientinnen und Patienten ein-schränkt. Die Nebenwirkungen der (anti-)hormonellen Therapien beruhen unter anderem auf der Hemmung der hormonabhängigen Funktion von Haut- und Schleimhautzellen. Durch den Hormonentzug wird insbesondere die Flüssigkeitssekretion von Haut- und

Schleimhautzellen reduziert bzw. blockiert, was zu trockener Haut bzw. trockenen Schleimhäuten führt. Davon betroffen sind alle Schleimhäute (unter anderem in Augen, Nase, Mund-Rachenraum, im Magen-Darm-Trakt, in der Vagina und insbesondere auch in den Gelenken). Die Symptome ergeben sich aus der Haut- und Schleimhauttrockenheit, dann treten beispielsweise Hautjucken, Augenbrennen und -schmerzen (mit Unfähigkeit, Kontaktlinsen zu tragen), Nasen- und Mundtrockenheit sowie schmerzhafte Gelenkbeschwerden auf. Nahezu alle Betroffenen klagen während der (anti-)hormonellen Therapien über mehr oder weniger starke Gelenkbeschwerden, deren eines Merkmal der morgendliche Anlaufschmerz ist. In der konventionellen Medizin gibt es bislang kein studienerprobtes Mittel gegen trockene Haut und Schleimhaut mit all ihren Symptomenkomplexen.

Ein Gemisch aus pflanzlichen Enzymen (sie spalten entzündungsauslösende Eiweiße), Selen (neutralisiert entzündungsfördernde freie Radikale) und einem Lektin, also Eiweiß, aus Linsen (aktiviert Schleimhautzellen zur Flüssigkeitssekretion) wurde experimentell und klinisch auf seine Fähigkeit überprüft, Nebenwirkungen der Krebsstandardtherapien zu reduzieren. In einer Anwendungsbeobachtung mit Brustkrebspatientinnen[8] hat dieses Enzym-Selen-Lektin-Gemisch gezeigt, dass es die Haut- und Schleimhauttrockenheit bzw. deren Symptome während einer Chemo- und Strahlentherapie verhindern bzw. reduzieren kann.

Annette Rexrodt von Fircks: Kann bei einer Antihormontherapie nach Brustkrebs, die in der Regel
über mehrere Jahre läuft, im Falle von Gelenk- und
Schleimhautbeschwerden dieses Präparat ebenso lange
eingenommen werden?

Prof. Josef Beuth: Eine derzeitige Anwendungsbeobachtung deutet darauf hin, dass auch die (anti-)hormo-
nell bedingten Symptome von Haut- und Schleimhauttrockenheit (insbesondere Gelenkbeschwerden)
durch diese komplementäre Maßnahme zu beheben
sind.

Daher erfolgt bei entsprechender Symptomatik durch
(anti-)hormonelle Therapien, unter anderem bei Brust-
und Prostatakrebs, eine Einnahmeempfehlung für dieses Präparat. Die enthaltenen Komponenten, insbesondere Selen und eiweißspaltende pflanzliche Enzyme,
werden international als sogenannte Chemopräventiva,
das heißt krebsvorbeugende Substanzen, empfohlen
und können bei Bedarf während der gesamten (anti-)
hormonellen Therapie eingenommen werden.

➡ Experten-Tipp:
Machen Sie eine Therapiepause, wenn die Symptome
verschwunden sind, und überdenken Sie kleine Ände-
rungen des Lebensstils (beispielsweise mäßiges, aber
regelmäßiges Muskeltraining bzw. Ausdauertraining).
Die Aktivierung der Muskeln kann die Symptome
der (anti-)hormonellen Therapie zuweilen dauerhaft
beheben.

Annette Rexrodt von Fircks: Wirkt das Mittel durch den Selenanteil auch einem bestehenden Lymphödem entgegen?

Prof. Josef Beuth: Die Verabreichung des Enzym-Selen-Lektin-Gemischs könnte als innovativer Therapieansatz zur Vorbeugung und Therapie des Lymphödems von Interesse sein. Es enthält die für die Behandlung des Lymphödems wirksamkeitsgeprüften Komponenten Selen (Natriumselenit; es hemmt durch antioxidative Wirkung den Entzündungsprozess und die weitere Ödembildung) und pflanzliche Enzyme (Bromelain und Papain, sie spalten Eiweiße und verbessern die Fließeigenschaften der Lymphflüssigkeit), und es ist im Preis-Leistungs-Verhältnis günstiger als die Einzelkomponenten.

Mehr Vitamin D und weniger Brustkrebs?

In der letzten Zeit mehren sich die Meldungen über die positive Wirkung von Vitamin D in der Krebsprävention sowie bei bestehender Krebserkrankung. Vitamin D gehört zur Gruppe der fettlöslichen Vitamine und ist in einigen wenigen Lebensmitteln wie Lebertran, in geringen Mengen im Kalbfleisch, Lachs, Eigelb und in Rinderleber enthalten. Vor allem aber wird es, bis zu neunzig Prozent, im Körper selbst produziert, wenn Sonnenlicht auf die Haut trifft.

Aktuelle Studienergebnisse sagen aus, dass das Brustkrebsrisiko im gleichen Maße abnimmt, wie die

Häufigkeit der UV-Bestrahlung durch die Sonne zunimmt. Das Ergebnis einer Studie an 1394 Brustkrebspatientinnen und ebenso vielen gesunden Frauen[9] war eindeutig: Frauen mit niedrigen Vitamin-D-Werten im Blut hatten ein deutlich höheres Brustkrebsrisiko. Höhere Vitamin-D-Werte verringern außerdem das Risiko eines Pankreaskarzinoms. Das Vitamin D ist in der Lage, den Zelltod (Apoptose) der Krebszelle auszulösen, die Neubildung der Krebszellen von Gefäßen (Angiogenese) zu vermindern, und es vermag eine Metastasierung zu reduzieren. Außerdem spielt das Vitamin eine bedeutende Rolle beim Knochenaufbau sowie bei der Differenzierung und Reifung der Zellen des Immunsystems. Es wirkt sich zudem günstig auf die Psyche aus.

Nun wird gesagt, dass dreimal 15 Minuten Sonnenbestrahlung im Hochsommer pro Woche ausreicht, damit der Körper die benötigte Vitamin-D-Menge herstellen kann. Meine Blutkontrolle bezüglich des Vitamins D zeigte aber einen Mangel, obwohl ich mich regelmäßig unter freiem Himmel bewege. Seitdem nehme ich zusätzlich Vitamin D ein und pausiere ausschließlich in den Sommermonaten, vor allem, wenn ich im Urlaub bin und an manchen Wochenenden. Den Vitamin-D-Spiegel lasse ich allerdings regelmäßig viertel- bis halbjährlich kontrollieren, damit ich gut versorgt bin.

Zu diesem Thema möchte ich Herrn Dr. Volker Schmiedel, Chefarzt der Inneren Abteilung der Habichtswaldklinik, um Rat bitten. Herr Dr. Schmiedel ist Facharzt für Physikalische und Rehabilitative Medizin, Zusatzbezeichnungen Naturheilverfahren und Homöopathie, er ist zudem Dozent für Biologische Medizin.

Annette Rexrodt von Fircks: Sollten nicht nur Krebskranke, sondern auch Gesunde Ihrer Meinung nach den Vitamin-D-Wert im Blut bestimmen lassen, um durch zusätzliche Einnahme schweren Krankheiten wie zum Beispiel Brust- und Bauchspeicheldrüsenkrebs möglicherweise vorzubeugen?

Dr. Volker Schmiedel: Selbstverständlich plädiere ich nicht für eine Durchuntersuchung der gesamten Bevölkerung auf Vitamin D. Aber Menschen, die an Krankheiten leiden oder ein Risiko dafür haben, welche mit einem Vitamin-D-Mangel zusammenhängen können, sollten sich untersuchen lassen. Dazu gehören alle Menschen mit Osteoporose (oder Risiko dafür), entzündlichen Erkrankungen (beispielsweise Rheuma, Neurodermitis, Psoriasis) und Herz-Kreislauf-Erkrankungen (wie Herzschwäche oder Bluthochdruck). Wenn ich von Brust-, Dickdarm- oder Bauchspeicheldrüsenkrebs betroffen wäre, würde ich meinen Wert auch gern kennen und gegebenenfalls optimieren. Liegt ein erhöhtes Risiko vor (zum Beispiel durch familiäre Belastung), so kann eine Bestimmung auch nicht schaden.

Wichtig ist dabei allerdings die Interpretation der

Laborwerte. Viele »Normalwerte« von Laboren spiegeln die »normale Mangelsituation« der deutschen Bevölkerung, aber nicht die optimalen, präventiven Werte wider. Der Normwert für Vitamin D beträgt 50 bis 300 nmol/l 25-Hydroxy-Vitamin D (Calcediol), der Optimalwert, der bei Krankheit oder erhöhtem Risiko anzustreben ist, liegt aber bei 100 nmol/l. Ein Wert, den ich bei Menschen, die nicht viel Fisch essen oder mehrere Stunden täglich im Freien sind, fast nie beobachte. Bewohner von Altersheimen haben zu etwa 100 Prozent Werte unter 50 nmol/l.

Die Laboruntersuchung für Vitamin D kann theoretisch über die gesetzliche Kasse abgerechnet werden. Da die Untersuchung relativ teuer ist, belastet sie das Laborbudget des Kassenarztes. Wenn er zu viele Laborleistungen veranlasst, muss er diese selbst bezahlen – ein Grund, warum diese Untersuchung kaum durchgeführt wird. Wenn der Patient die Laboruntersuchung bezahlt, belaufen sich die Kosten, wie zum Beispiel in meinem Labor, auf ungefähr 23 Euro.

Annette Rexrodt von Fircks: Kann die Einnahme von Vitamin D eine Metastasierung möglicherweise verhindern?

Dr. Volker Schmiedel: Bei einer Recherche in »medline«, der weltweit größten medizinischen Datenbank, habe ich mehrere Arbeiten entdeckt, die sich mit der Thematik Vitamin D und Metastasierung befassen. Die jüngste Arbeit vom November 2008 im *American*

Journal of Pathology zeigt verschiedene Mechanismen auf, über die Vitamin D Metastasen entgegenzuwirken vermag. Es hat aber auch noch andere Anti-Tumor-Effekte. Selbst bei einer chemotherapeutischen Behandlung hat man synergistische Effekte, also eine Wirkungsverstärkung der Chemotherapie, unter Vitamin D gefunden. Vitamin D kann also sowohl bei der Tumorprophylaxe gute Dienste tun als auch dann, wenn das Kind bereits in den Brunnen gefallen ist.

Annette Rexrodt von Fircks: Dürfen Krebskranke mit Knochenmetastasen Vitamin D bedenkenlos zusätzlich einnehmen?
Dr. Volker Schmiedel: Im Prinzip ja. Die einzige Gegenanzeige für Vitamin D ist eine Hyperkalzämie, also zu viel Kalzium im Blut. Dann kann Vitamin D höchstens in geringeren Dosen und unter regelmäßiger Überwachung des Vitamin-D-Spiegels eingesetzt werden.

Annette Rexrodt von Fircks: Könnten tägliche ausgedehnte Spaziergänge unter freiem Himmel eine ausreichende Vitamin-D-Versorgung gewährleisten?
Dr. Volker Schmiedel: Im Prinzip ja. Die Wirklichkeit zeigt allerdings ein anderes Bild. Ich ernte immer wieder ein ungläubiges Staunen, wenn ich Patienten ihre niedrigen Vitamin-D-Spiegel zeige. »Aber ich gehe doch mehrere Stunden an der frischen Luft spazieren – selbst im Winter«, lautet dann die Antwort. Das ist

natürlich lobenswert, aber zwischen Oktober und April
führt selbst die Mittagssonne in unseren Breiten zu
keiner Vitamin-D-Bildung in der Haut, weil sie zu
flach steht und die Sonnenstrahlen nicht energiereich
genug sind. Eine Ausnahme bildet das Hochgebirge.
Im Frühjahr und Herbst führt die Mittagssonne zu
nennenswerter Vitamin-Synthese, im Hochsommer
auch am Vor- und Nachmittag. Die »Nordlichter«
(wenn sie nicht viel Fisch essen) sind insgesamt etwas
schlechter dran als die von der Sonne verwöhnten
Baden-Württemberger. Das Solarium ist im Winter
leider auch keine Alternative, da gerade die für das
Vitamin D wichtigen UVB-Strahlen herausgefiltert
werden und nur die Hautkrebs und Hautalterung
fördernden UVA-Strahlen übrig bleiben.
Die einzige Alternative im Winter ist (neben einem
Urlaub im Süden) die großzügige Einnahme von fetten
Fischen und von Pilzen. Aber Achtung: Die Verdauung
muss auch in Ordnung sein. Wenn beispielsweise eine
Fettverdauungsstörung vorliegt (zum Beispiel bei
Gallen- oder Pankreasschwäche, Nahrungsmittelaller-
gien oder -unverträglichkeiten wie Laktose- und
Fruktoseintoleranz), dann finde ich noch niedrigere
Vitamin-D-Werte als bei Darmgesunden.[10]

Kann ich zu viel des Guten tun?

Wenn ich auch nur einen Bruchteil von der Vielfalt an
komplementären Behandlungsmöglichkeiten bei Krebs

– die keinesfalls alle gut sind! – betrachte, so nehme ich doch im Verhältnis dazu sehr, sehr wenige zusätzliche Mittel ein. Doch betrachte ich ausschließlich meine tägliche kleine Menge an Tabletten und Kapseln, so ist diese doch recht groß. Gehe ich auf Reisen, landen sie alle in einer Dose und reisen mit. Aber manchmal lasse ich sie – bis auf das Enzym-Lektin-Gemisch – auch daheim. An Wochenenden mache ich gern eine Tabletten-Kapseln-Auszeit, im Urlaub erst recht. Ich meine fühlen zu können, dass mein Körper nicht jeden Tag diese Stoffe will. Blutuntersuchungen zeigen, dass ich richtig liege. Meine »Therapie« mit Nahrungsergänzungsmitteln, einer bilanzierten Diät – anfänglich war die Mistel mit dabei – brauche ich für mein Wohlergehen, sei es um Infekte abzuwehren, Muskelkrämpfe, Herzstolpern, Müdigkeit, Stressempfindlichkeit vorzubeugen und Gelenkschmerzen sowie ausgetrockneten und entzündeten Schleimhäuten entgegenzuwirken. Es hatte eine ganze Zeit, viele Jahre, gedauert, diese meine ganz eigene Behandlung für mich zu entwickeln. Ich habe lange suchen müssen, meine »Helfer« zu finden – sowohl die Experten, die mich wirklich unterstützen, als auch die Mittel, die ich nehme und die mir guttun.

Wir brauchen viel Geduld, um den richtigen Arzt zu finden, der erfahren ist und uns wirklich begleiten will, aber auch um die Bedürfnisse des eigenen Körpers zu hören und verstehen zu lernen, um die eine oder andere wichtige Information zu erlangen, diese aufzunehmen und umzusetzen. Ich weiß, dass es auf dem Weg, sich Gutes durch Zusatzstoffe tun zu wollen, keine großen Sprünge der Erkenntnis gibt. Vieles ist ein Ausprobieren und bedarf sorgfältiger Information aus seriösen Quellen, am besten immer in Absprache mit dem behandelnden Arzt. Was habe ich nicht alles ausprobiert, angefangen vom Lapacho-Tee über die Mistel, Vitamine, Enzyme, Spurenelemente bis hin zum Sauerkrautsaft. Einiges war genau richtig, anderes passte gar nicht. Und auch heute – zehn Jahre nachdem ich die Diagnose erfahren habe – ist nichts starr, ich bin weiterhin neugierig, und es ist durchaus möglich, dass ich neue Helfer finden und mit in mein Leben nehmen werde.

Annette Rexrodt von Fircks: Gibt es eigentlich ein Zuviel des Guten? An welche Ärzte, Gesellschaften, Vereinigungen sollte der Krebspatient sich wenden, wenn er nach komplementären Maßnahmen sucht?
Prof. Josef Beuth: Die Anwendung komplementärmedizinischer, medikamentöser Verfahren kann mit spezifischen, therapieabhängigen Nebenwirkungen sowie mit allgemeinen gesundheitlichen Risiken für Patienten einhergehen. Eine verständliche Darstellung empfehlenswerter und abzulehnender komplementärmedizinischer Maßnahmen, inklusive seriöser Adressen, finden Sie in der Broschüre »Komplementäre Behandlungsmethoden bei Krebserkrankungen«, die

kostenlos angefordert werden kann bei der Krebsgesellschaft NRW.[11]

Die größte allgemeine Gefahr bei unangemessener Anwendung komplementärer Therapien stellt die verzögerte Gabe bzw. Ablehnung wirksamer Standardtherapien dar. In diesen Fällen wird die Komplementärmedizin fälschlich zur »Alternativmedizin«, die in der Krebsbehandlung bislang keine klinisch nachweisbaren Therapieeffekte aufzeigen konnte.

Annette Rexrodt von Fircks: Das Geschäft mit der Angst ist bekanntlich groß – wie erkennen wir Betroffenen rasch den Scharlatan?

Prof. Josef Beuth: Patienten mit chronischen Erkrankungen, die schwer therapierbar sind wie eben Krebs, halten sich an jedem Strohhalm fest und sind besonders anfällig für nicht haltbare Versprechen, die auch nur den Hauch eines Erfolges bieten. So tauchen immer wieder unverantwortliche Anzeigen in Tageszeitungen auf, die versprechen: »Brustkrebs? Sie brauchen keine verstümmelnde Operation, keine aggressive Chemo- und Strahlentherapie! Wir heilen mit biologischen Mitteln bei erhaltener Lebensqualität.« Mit Blick auf die wirksamkeitsgeprüfte Medizin entbehren derartige Werbeaussagen jedweder Grundlage und können lebensgefährlich sein.

Bei der Auswahl von Kliniken und Therapeuten sollte immer deren Expertise (Leistungsspektrum und Erfahrung) hinterfragt werden, insbesondere dann, wenn deren Diagnostik- und Therapieansätze nicht über die gesetzliche oder private Krankenversicherung erstattet werden. Eine unüberschaubare Zahl von Privatkliniken und -praxen, Ärzten und Heilpraktikern werben in den gängigen Medien und stellen sich als private, oft selbsternannte »Fachkliniken«, »Fachpraxen« oder »Kompetenzzentren« dar. Kritisch hinterfragt und abgelehnt werden sollten:

- Vorauszahlungsgesuche hoher Beträge. Meiden Sie immer Therapeuten und Therapiezentren, die bereits vor Therapiebeginn hohe Geldbeträge fordern und die die Zahlung mit der Aussicht auf Heilung rechtfertigen.

Werbeaussagen wie:
- Heilung ist möglich, selbst wenn alle (Standard-) Therapien versagt haben,
- »verstümmelnde« Operationen sind überflüssig geworden,
- aggressive Chemo- oder Strahlentherapien können ausgesetzt werden,
- die Wirkung der Tumorzellen tötenden Standardtherapie wird verstärkt,
- bei angemessener Bezahlung ist Heilung möglich, Gesundheit kostet,
- die »individuellen« (in der Regel nicht auf Unbedenklichkeit und Wirksamkeit geprüften) Diagnostik- und Therapieverfahren können von keinem anderen durchgeführt werden,

- eine zweite Meinung zu den empfohlenen Maßnahmen ist nicht nötig und zeugt von Misstrauen,
- falls schulmedizinische Maßnahmen ergriffen
  werden, sei die Therapie nicht mehr wirksam.
- Arzneimittel bzw. Nahrungsergänzungsmittel, die
  in Deutschland nicht zugelassen sind.

Hilfreiche Eigenbehandlung

»Tu deinem Körper öfter mal etwas Gutes, damit deine Seele mehr Lust hat, in dir zu wohnen«, sagte Teresa von Ávila. Viele der im letzten Kapitel beschriebenen zusätzlichen Therapien können – von der Misteltherapie einmal abgesehen, deren Kosten in der Regel die meisten Krankenkassen übernehmen – das eigene Portemonnaie ganz schön belasten. Es gibt aber auch Behandlungsmöglichkeiten, die uns allen zur Verfügung stehen und die wir nutzen können, um uns zu stärken, Krankheiten vorzubeugen oder zu lindern und vor allem: um uns Leben »einzufangen«. Sie kosten wenig oder gar nichts, wohl aber ein bisschen Zeit, Disziplin und Ausdauer. Sicherlich ist die Vielfalt von Möglichkeiten dieser Art fast unbegrenzt; ich möchte daher diejenigen beschreiben, die ich für mich entdeckt habe, die mir sehr gut tun und auch von Ärzten und Psychologen empfohlen werden. Ich bin überzeugt, dass die ausschließliche Einnahme von Medikamenten und anderen zusätzlichen Stoffen nicht ausreicht, um ein körperliches und/oder seelisches Problem zu beheben. Meiner Meinung nach ist der eigene Beitrag bei jedweder Behandlung von grundsätzlicher Bedeutung. Jeder kann und sollte für sein Wohlergehen Sorge tragen und gerade auch bei Krankheit selbst etwas tun, damit Lebensqualität und Lebensfreude gestärkt werden, denn das sind die wahren Katalysatoren für unsere Gesundheit.

Ölkauen

Vor ungefähr fünf Jahren drückte mir ein Zahnarzt nach einer Wurzelbehandlung ein kleines Heft über das Ölziehen in die Hand. Mit den Worten: »Alle meine Patienten, die Öl ziehen, haben kaum mehr Probleme mit entzündetem Zahnfleisch und Zahnwurzelentzündungen. Sie bekommen schöne weiße Zähne, und auch ihre Zahnzwischenräume werden dadurch besonders sauber«, ermunterte er mich, das Büchlein zu lesen und die Empfehlung in die Tat umzusetzen. Geschrieben hatte diesen Ratgeber Dr. Veronica Carstens, die Frau unseres ehemaligen Bundespräsidenten. Ich las das Heft und machte am darauffolgenden Tag den ersten Versuch mit dem Ölziehen. Seitdem ist es ein fast tägliches Ritual, auf das ich nicht mehr verzichten möchte.

Für das Ölziehen braucht man kaltgepresstes, unraffiniertes Sonnenblumenöl. Man nimmt einen Esslöffel davon in den Mund – am besten morgens nach dem Aufstehen, vor dem ersten Getränk und Frühstück. Zu Anfang nahm ich nur einen Teelöffel voll, denn ich musste mich an den Geschmack und das Gefühl im Mund gewöhnen und wollte mich vor allem nicht daran verschlucken. Dann zieht und quetscht man das Öl ohne Hast und besondere Anstrengung durch den gesamten Mund, durch die einzelnen Zahnzwischenräume, vorn herum, am Gaumen entlang – langsam und achtsam. Allmählich wird das Öl durch den Speichel immer dünnflüssiger, und nach einigen Minuten (empfohlen werden 10 bis 15 Minuten) spuckt man die Flüssigkeit aus. Sie sollte milchig weiß sein. Ist sie noch gelblich, war die Zeit des Ölziehens nicht lang genug. Schlucken sollte man das Gemisch nicht, denn es enthält nach dem Ziehen über die Zunge und aus den Drüsen der Mundschleimhaut Bakterien, Gift- und Stoffwechselrückstände. Wenn es aber doch mal passiert, ist das auch nicht weiter schlimm. Danach wird der Mund gründlich mit warmem Wasser ausgespült, man putzt die Zähne und kann zum Schluss mit einem speziellen Schaber (oder auch einem Teelöffel) die Zunge reinigen.

Das mehr als dreitausend Jahre alte Ölziehen stammt aus der russischen Volksheilkunde und wurde vor allem in den 1980er-Jahren durch den Vortrag des russischen Wissenschaftlers Dr. Fedor Karach anlässlich der Tagung des Verbandes der Onkologen und Bakteriologen an der Akademie der Wissenschaften der UdSSR in Westeuropa bekannt. Es fand eine gewaltige Resonanz. Das Ölziehen soll ausleitend und reinigend wirken und hat sich als heilsam bei Problemen der Atemwege, des Mund- und Rachenraumes, bei Kopfschmerzen, Schlaflosigkeit, Verdauungs- und

Herzkreislaufstörungen bewährt. Es wirkt schleimlösend, und durch die Saugbewegung, das Ziehen und Quetschen wird der Lymphfluss besonders im Kopfbereich angeregt und die Thymusdrüse aktiviert, wodurch wiederum das Immunsystem positiv beeinflusst wird. Außerdem spricht man ihm zu, möglicherweise Krebs vorzubeugen.

Manche Leute brauchen eine gewisse Zeit, um sich an das pure Öl im Mund zu gewöhnen. Einige schaffen es nicht, müssen würgen und brechen diese Selbstbehandlung ab. Für andere wiederum ist es gar kein Problem. Viele Anwender, die das Ölziehen in ihr Morgenritual integriert haben, berichten über außerordentlich positive Wirkungen. Meine Schwester, die über Jahre unter chronischen Entzündungen der Nasennebenhöhlen gelitten hatte, zieht Öl und beugt damit erfolgreich Infekten vor. Gerade bei therapiebedingter Schleimhautentzündung des Mundes, unter der so viele Krebspatienten leiden, ist es wirklich sehr hilfreich.

Seit ich Öl ziehe, habe ich so gut wie keinen Zahnstein mehr, kaum mehr entzündetes Zahnfleisch oder schmerzende Zahnhälse und wirklich schöne weiße Zähne. Mein Zahnarzt ist immer wieder erstaunt, wenn er meinen Mund inspiziert. Vor allem aber die kleinen schmerzhaften Bläschen, die fast permanent meine Mundbewohner waren, bilden sich nur noch äußerst selten. Ölziehen ist eine effektive Achtsamkeitsübung, und ich empfinde sie als sehr entspannend. Für zehn bis fünfzehn Minuten sind alle meine Sinne in meinem Mund. Ich tue mir etwas Gutes und genieße den ersten Nussgeschmack des Sonnenblumenöls am Morgen.

Ayurvedische Selbstmassage

Zum ersten Mal kam ich mit der ayurvedischen Heilmedizin in Kontakt, als ich wegen einer schmerzhaften, nicht heilen wollenden Rippenfraktur eine Rehabilitationsmaßnahme in der Habichtswaldklinik in Kassel durchführte. Das war vor fünf Jahren. Ich erhielt dort eine medikamentöse Schmerztherapie, die durch schmerzlindernde und entspannende Anwendungen ergänzt wurde. In dieser Klinik lernte ich den indischen Chefarzt, Herrn Dr. Ananda Samir Chopra, kennen, der die Ayurveda-Abteilung leitet.

Ayurveda ist eine umfassende, mehrere Jahrtausende alte Gesundheitslehre aus Indien. Das Wort bedeutet aus dem Sanskrit übersetzt »Wissenschaft vom langen Leben«. In der ayurvedischen Lehre heißt es, dass in jedem Menschen drei unterschiedliche Kräfte, die drei Doshas Vata, Pitta und Kapha, wirken, wobei jeder Mensch über eine ganz bestimmte Konstellation dieser Doshas verfügt, die wiederum die individuelle Konstitution ausmacht. Ein Mensch lebt dann in einem harmonischen Gleichgewicht von Körper, Geist und Seele, wenn die drei Doshas in der jeweils individuellen Ausprägung gefördert werden, was mit ayurvedischen Maßnahmen unterstützt werden kann.

Nach einer gründlichen Untersuchung erhielt ich einen individuellen, speziell für meine Pitta-Konstitution abgestimmten Behandlungsplan. Neben Meditation, Ernährungslehre, Stirnguss, Fußmassage stand auch die Ganzkörper-Ölmassage auf meinem Programm. Dabei wurde ich von Kopf bis Fuß mit angewärmtem Sonnenblumenöl einmassiert. Unterschiedliche Öle, von Sesam-, Mandel-, Jojoba-, Kokos-, Oliven- bis hin zu Sonnenblumenöl werden je nach Dosha-Typ bei den ayurvedischen Massagen verwendet. Alle Behandlungen haben mir außerordentlich gut getan. Zum Ende der Maßnahme erhielt ich einen Leitfaden für Anwendungen, die ich auch gut selbst zu Hause durchführen kann.

Die Ganzkörpermassage hatte ich während meines Klinikaufenthaltes als derart wohltuend und hilfreich empfunden, dass ich mir, wieder zu Hause, eine große Flasche Sonnenblumenöl besorgte und die Massage in den Alltag integrierte. Für ein längeres Verwöhnprogramm wählte ich zunächst den Sonntagmorgen, denn Zeit und Muße müssen sein.

Für die Selbstmassage sollte der Raum schön warm sein. Man braucht einen Hocker und stellt diesen am besten auf ein Handtuch. Bequem sitzend massiert man das erwärmte Öl mit kreisenden, sanften Bewegungen möglichst mit der ganzen Handfläche in die Haut ein. Ich fange immer bei der linken Hand an und arbeite mich am Arm entlang bis zur Schulter hoch, dann wechsle ich zur rechten Hand. Als Nächstes nehme ich mir meine Füße und Beine vor und massiere auf jeder Seite hoch bis zu den Hüften. Anschließend sind Po, Bauch, Oberkörper und zum Schluss der Kopf, einschließlich Ohren, an der Reihe. Die Kopf- und Fußmassage empfinde ich dabei als besonders beruhigend, klärend, gar glücklich machend. Der Rücken bedarf einiger Verrenkungen, aber es gelingt durchaus, ihn überall zu ölen. Komplett eingefettet ruhe ich mich danach eine Weile im Bett aus, lege dafür ein großes Badetuch zum Schutz vor Ölspuren auf das Laken und ein weiteres als erste Zudecke auf mich. Jedes Mal genieße ich diese Minuten der Ruhe und Wärme. Zum Schluss brause ich mich mit lauwarmem Wasser ab.

Es wird empfohlen diese Ganzkörper-Selbstmassage einmal wöchentlich durchzuführen. Sie gleicht die Doshas aus, wirkt harmonisierend, vertreibt Stress, Müdigkeit und stärkt das Immunsystem; hilft bei Gelenkschmerzen, Schlafstörungen, Verspannungen, Hautkrankheiten sowie Ängsten und aktiviert das Lymphsystem. Heute massiere ich mich hin und wieder auch an Wochentagen am Morgen, aber dann widme ich mich aus Zeitgründen nur den Füßen, dem Bauch und Gesicht. Hierfür benötige ich ungefähr zehn Minuten. Damit starte ich energiegeladen und schwungvoll in den Tag, wie nach einer guten Morgengymnastik.

Durch die Selbstberührung, das achtsame Fühlen und Kreisen meiner Hände auf der ganzen Haut habe ich Freundschaft mit allen Teilen meines Körpers geschlossen. Das ist ein wunderbarer Gewinn. Insgesamt wirken sich die Massagen positiv auf mein Wohlbefinden aus. Meine Gelenke freuen sich, und die Schlafstörungen haben nachgelassen. Vor allem aber genieße ich diese kostbaren täglichen Auszeiten.

Thymusdrüse klopfen

Als ich während der Chemotherapie meinen Orthopäden aufsuchte und ihm nebenbei erzählte, dass ich mir Sorgen um mein schlechtes Immunsystem machte, gab er mir folgenden Tipp: »Klopfen Sie regelmäßig Ihre Thymusdrüse.« Dabei klopfte er mit seiner Hand leicht auf sein oberes Brustbein. »Ich mache das jedes Mal, wenn ich mich im Urlaub vor Montezumas Rache schützen will. Und siehe da, ich bekomme keinen Durchfall.« Er erklärte mir, dass ich durch das Klopfen der Thymusdrüse mein gesamtes Immunsystem auf eine ganz schnelle und einfache Art und Weise aktivieren würde. »Alle meine Freunde, die ich von der guten Wirkung überzeugen konnte, klopfen und versuchen, sich in bestimmten Situationen damit vor Infektionen zu schützen. Und das Schöne ist, dass Sie das überall, so nebenbei – mal eben – durchführen können«, beendete er seinen Kurzvortrag. Wenn ich zu dem Zeitpunkt schon keine Vitamine einnehmen oder Mistel spritzen durfte, so konnte ich auf jeden Fall meine Thymusdrüse klopfen.

Die Thymusdrüse ist ein für das Immunsystem wichtiges Organ, das hinter dem Brustbein liegt, ungefähr sieben Zentimeter, etwa eine Handbreite unterhalb der Halsgrube. Lange Zeit war sie in Vergessenheit geraten und erst durch die komplementäre Krebstherapie wieder in Betracht gekommen. Wie in einer Schule werden in ihr die wichtigen T-Lymphozyten (unsere Körper-Polizisten) ausgebildet, und somit spielt sie eine große Rolle bei der Abwehr von Krankheiten. Sie überwacht und reguliert das Fließen der Energien im Körper, ist mitverantwortlich für den Lymphstrom, sorgt für ein Gleichgewicht der Körperhälften, ist das Bindeglied zwischen Körper und Geist und das erste Organ, das von geistig-psychischen Faktoren und Stress beeinflusst wird.

Durch leichtes Klopfen kann sie sanft aktiviert werden, wodurch sich die Ausschüttung von T-Zellen vermehrt. Außerdem wird durch das Klopfen der Energiefluss verbessert, Glückshormone, die sogenannten Endorphine, werden freigesetzt, die zur Entspannung und vermehrter Lebensfreude beitragen. Am besten klopft man drei- bis fünfmal am Tag mit den Fingerkuppen beider Hände abwechselnd, ungefähr zwanzig Mal oder eine Minute lang und – lächelt dabei.

Mehrmals am Tag klopfe ich seit dem Rat dieses Orthopäden bei meiner Thymusdrüse an. Wenn ich gestresst, müde oder aufgeregt bin, ebenso vor großen Veranstaltungen oder wenn ich nervös auf Befunde warte; aber immer auch einfach mal so zwischendurch, manchmal aus purer Lebenslust, um mich zu verwöhnen und mir Gutes zu tun. Das Klopfen zentriert, bringt mich in meine Mitte, sorgt für Ausgeglichenheit – und einen gesunden Energieschub, als Ersatz für Kaffee.

Ingwerwasser und grüner Tee

Wenn ich morgens meinen Kindern die Schulbrote streiche, setze ich mir gleichzeitig für den Vormittag eine Kanne Ingwerwasser auf. Ich habe immer eine frische Wurzel Ingwer im Kühlschrank, schneide ein Stück davon ab, schäle sie und gebe vier dünne Scheiben in einen halben Liter Wasser, das ich dann für fünf Minuten aufkoche. Nach weiteren fünf Minuten fische ich die Ingwerscheiben heraus und gieße das nun goldgelbe Ingwerwasser in eine Glaskanne, die ich auf eine Warmhalteplatte stelle. Im Laufe des Morgens trinke ich schluckweise dieses kräftig würzige, leicht scharf und bitter schmeckende Getränk. Ingwerwasser ist für mich ideal, vor allem im Winter. Wenn es mich fröstelt, wärmt es hervorragend. Obwohl das Wasser recht scharf ist, bekommt es meinem Magen und Darm, die gern einmal streiken, besonders gut. Es vermindert Blähungen, Krämpfe und reguliert die Verdauung. Wenn meine Kinder erkältet sind, wird es vorübergehend zu meinem Lieblingsgetränk, weil es vor Infektionen zu schützen vermag.

Die aus dem Fernosten stammende Ingwerwurzel wird in der deutschen Küche im Vergleich zur amerikanischen oder englischen spärlich eingesetzt. Selbst Süßigkeiten mit Ingwer wie Ingwerkonfekt, Ingwereis oder Ingwerkonfitüre sind bei uns eher rar. Die Ingwerwurzel enthält Vitamin C, Magnesium, Eisen, Calcium, Kalium, Natrium und zahlreiche ätherische Öle und Scharfstoffe, denen man eine heilende Wirkung zuschreibt. Ingwer soll bei Übelkeit nach Operationen oder bei Chemotherapie (hier allerdings nur nach Rücksprache mit dem Onkologen) helfen, ebenso bei Kopfschmerzen und Migräne (auch als Prophylaxe), bei Gelenksentzündungen und sie kann anhand von laborexperimentellen Daten auch das Wachstum von Tumorzellen hemmen sowie deren Zelltod auslösen. Ingwer war bereits in der uralten chinesischen und indischen Medizin ein bedeutsames Heilmittel. In der heutigen asiatischen Alternativmedizin wird er vor allem bei Rheuma, Erkältungen, Stoffwechselstörungen, Muskelschmerzen und Magen- und Darmbeschwerden eingesetzt. Mir tut Ingwerwasser gut – mein Körper gibt mir ein klares Echo. Allerdings trinke ich es in Maßen, allerhöchstens einen halben Liter täglich und nur bis zum Mittag, weil es anregend wirkt.

Auch grüner Tee soll äußerst gesund sein, und es wird vor allem Krebskranken empfohlen, ihn zu trinken.

Er ist reich an Polyphenolen, darunter Katechinen, wobei das Epigallocatechin-3-Gallat, kurz EGCG genannt, eine bedeutende Rolle spielt. EGCG wirkt stark antioxidativ sowie entgiftend und ist in der Lage, Stoffwechselvorgänge in der Krebszelle zu verändern und dadurch deren Wachstum zu vermindern. Der grüne Tee vermag die Rückfallrate von Brustkrebs zu senken – dafür liegt eine Beobachtung an 1160 Patientinnen vor, und in einer Untersuchung bei Patientinnen mit Eierstockkrebs hatten diejenigen, die drei bis fünf Tassen täglich konsumierten, eine höhere Überlebensrate.

Grüner Tee wird aber auch gesunden Menschen als Getränk empfohlen, nicht nur, dass er dem Krebs vorbeugen kann, er vermag den Cholesterinspiegel zu senken, vor Karies zu schützen, den Stoffwechsel und die Verdauung anzuregen und vieles mehr. Allerdings ist zu beachten, dass grüner Tee Koffein enthält und daher, wenn er am Abend getrunken wird, den Schlaf stören kann. Menschen mit Schlafstörungen sollten ihn nach 16 Uhr nicht mehr zu sich nehmen.

Bei der Zubereitung – unter gesundheitlichen Aspekten – ist darauf zu achten, den Tee fünf bis acht Minuten ziehen zu lassen, damit die wichtigen Katechine freigesetzt werden. Und es wird empfohlen, ihn dann innerhalb einer Stunde zu trinken, weil die Polyphenole sonst verschwinden.

Leider kann ich grünen Tee noch nicht zu meinen Favoriten zählen, obwohl ich schon zahlreiche Sorten und unterschiedliche Geschmacksrichtungen ausprobiert habe. Ich trinke doch viel lieber schwarzen Tee, der allerdings hinsichtlich seiner Inhaltsstoffe längst nicht so wirkungsvoll ist, obwohl beide Teesorten von den Blättern der gleichen Pflanze stammen. Der Unterschied liegt in der Bearbeitung der Blätter: Für den grünen Tee werden sie lediglich getrocknet, für schwarzen Tee allerdings durch Maschinen gerollt und zerkleinert. Durch die anschließende Fermentation gehen dann die meisten Polyphenole verloren, und damit schwindet die gesundheitlich schützende Wirkung, die dem grünen Tee zugeschrieben wird. Wie dem auch sei. Ich tröste mich. Schwarztee trinken scheint auch nicht schlecht zu sein – und vor allem schmeckt er mir gut.

Ölkauen, Selbstmassagen, Klopfen der Thymusdrüse, Meditationen, Sport, eine ausgewogene Ernährung – es gibt noch vieles mehr; zahlreiche Möglichkeiten stehen uns zur Verfügung, die wir nutzen können, um uns zu stärken und die Krankheit zu schwächen. Jeder sollte Eigenverantwortung für sein Wohlergehen übernehmen und sich die Frage stellen, was er selbst für sich Gutes tun kann. Es gibt dafür kein Patentrezept, weil wir Menschen so unterschiedlich sind. Dieses Gute muss man erst einmal erspüren, ausprobieren, am besten in Absprache mit dem Arzt. Was guttut, kann in den Alltag aufgenommen werden.

Jeden Tag bewusst erfahren – die Lebensweise

Der Mut zum Stress

Rückkehr in den Alltag?

Zuweilen beobachtete ich von meinem Fenster im fünften Stock des Tumorzentrums die Menschen auf der Straße. Von oben wirkte alles so wunderbar leicht, das alltägliche Leben schien so überaus attraktiv: Die Leute hatten ihre Besorgungen zu machen, gingen zur Arbeit, nach Hause, besuchten Freunde. Sie hatten für heute wohl ihre Pläne und durften bereits das Morgen gestalten. Meine Krankheit grenzte mich aus – jetzt gerade durch die Fensterscheibe. Ich durfte nicht mit dabei sein, war plötzlich nicht mehr eine von den Gesunden. Mein Leben war gerade alles andere als normal, und ich beneidete die kleinen sich bewegenden Figuren dort unten um ihre Freiheit. Wie sehr ersehnte ich mir die Normalität, ja die Wiederholung des Alltags, so wie ich ihn bis zu dem Augenblick, als ich die Diagnose erfuhr, gewohnt war.

Anfänglich war es mein Wunsch, nach der Therapie so schnell wie möglich wieder arbeiten zu gehen. Ich dachte, dass Ablenkung mir sicherlich guttun würde. Als es dann aber so weit war und ich am Ende der Behandlung die Wahl hatte: Beruf und Haushalt oder

»nur« Haushalt, wurde mir bange bei der Vorstellung, gleich wieder allen meinen Jobs nachzugehen. Mit drei kleinen Kindern zu Hause halbtags in die berufliche Welt zu tauchen, bedeutet immer Stress, das wusste ich nur zu gut aus der Vergangenheit. Wenn alles reibungslos laufen soll, muss der Tagesablauf gut organisiert werden, fast jede Minute ist dann verplant. Erkrankt ein Kind, gilt es zu zaubern, im Job und daheim.

Durfte ich mir diesen Stress nach den hinter mir liegenden anstrengenden Monaten – dieser Ausnahmesituation für Körper und Seele – überhaupt noch antun? Die Therapie hatte ich ja recht gut vertragen, aber ihre Spuren waren nun verstärkt spürbar. Müdigkeit, Infektanfälligkeit, Gelenk- und Knochenschmerzen belasteten mich, hinzu kamen noch immens große Sorgen, die ich mir um mein lädiertes Immunsystem machte. Während der Therapie fühlte ich mich stark, jetzt meldeten sich Schwäche, Zweifel und Ängste. Eine Heerschar von Ärzten hatte sich viele Monate um mich gekümmert, nun hatte ich kaum mehr Ansprechpartner – nur alle drei Monate gab es ein Wiedersehen in der Tumorklinik. Mein Hausarzt war mit meinen Problemen völlig überfordert – er gab mir Vitaminspritzen und empfahl mir, das Haus nur mit Mundschutz und Handschuhen zu verlassen. An Arbeit war seiner Meinung nach überhaupt nicht zu denken. Ich war ziemlich allein und wusste nicht, wie lange und wie sehr ich mich noch schonen sollte und wann ich wieder normal leben dürfte. Wollte ich meinen Symptomen Beachtung schenken oder sie lieber ein wenig vernachlässigen, weil sie dann möglicherweise von allein weggingen?

Alleinverdiener, Familienernährer und vor allem die Selbstständigen haben es besonders schwer, wenn sie ernsthaft erkranken und ihrer Arbeit dann gleich wieder nachgehen »müssen«. Jungen Müttern kann ich nur empfehlen, die Mehrfachbelastung zu mindern, indem sie eine Zeitlang eine Haushaltshilfe engagieren, die zu einem Teil von den meisten Krankenkassen mitfinanziert wird.

Da ich nicht unter finanziellem Druck stand und mein Arbeitgeber mir versicherte, dass ich auch in einem Jahr noch gebraucht würde, entschied ich mich zunächst dafür, auf meinen Körper und meine innere Stimme, die meine vielen Fragen zu beantworten versuchten, zu achten. Ich brauchte Zeit, um mich zu informieren, mit den vielen mir völlig unbekannten Symptomen vertraut zu werden, Zeit, mich in mein neues Leben hineinzuleben. Zu keinem Augenblick nämlich fühlte es sich so an wie früher einmal.

Besonders belastend waren meine Beschwerden, denn ich wusste nicht, welche sein durften. Viele traten nach Abschluss der Krebsbehandlung erst Wochen bis Monate später auf – einige, wie zum Beispiel Rippenbrüche, sogar Jahre später. Warum hatte ich des Nachts solch dumpfe Schmerzen in meinen Wadenknochen? Warum musste ich mitten in der Nacht auf meinen Fersen zur Toilette »laufen«, weil ich meine Füße nicht mehr abrollen konnte? Warum war es mir wegen schmerzender Finger- und Handgelenke kaum möglich, den Kindern ihre Brote am Morgen zu streichen? Und – durfte ich so reichlich schwitzen? Gewöhnlich öffneten sich meine Poren in den Morgenstunden und sprudelten wie nicht versiegende Quellen derart viel Wasser aus, dass die Matratze durchtränkt wurde und daraufhin in einem beschwerlichen Manöver gewendet werden musste. Irgendwann legte ich Baumwolldecken unter die Spannbetttücher, die ich nacheinander je nach Nässe wieder entfernte. Mittags fiel ich gewöhnlich wie betäubt in einen zweistündigen Schlaf. Meine weißen Blutkörperchen, die Leukozyten, gaben sich überhaupt keine Mühe, Normalwerte zu erreichen, und ließen eine schmerzhafte Gürtelrose, Herpes Zoster, zu. War das alles noch normal – also im grünen Bereich? Wann müsste ich eigentlich wieder fit sein? Meine schleichende Schwäche und die vielen Schmerzen hier und da, von Kopf bis Fuß machten mir Angst.

Waren sie therapiebedingt oder als ein Fortschreiten meiner Erkrankung zu verstehen? Die Ärzte, die ich konsultierte, waren sich häufig nicht im Klaren darüber. Viele Male wurden deswegen umfassende Untersuchungen durchgeführt und immer wieder Knochenmarkspunktionen oder größere Gewebeentnahmen, also Biopsien. Vieles, was an Diagnostik betrieben wurde, war völlig unnötig.

Macht Stress Krebs?

Manchmal fragte ich mich, ob meine Ängste und der ganze Stress nicht schädlich für mein Immunsystem seien, es derart schwächen könnten, dass Krebszellen folglich leichtes Spiel hätten, einen neuen Tumor zu bilden. Allerdings verwarf ich diesen Gedanken recht schnell, da ich wusste, dass er mich nicht weiterbringen würde. Angst vor der Angst zu haben, das fand ich doch ziemlich ungesund. Um sie zu verringern, suchte ich nach Lösungen, wandte mich an Onkologen, meinen Gynäkologen, an Selbsthilfegruppen, recherchierte im Internet, ließ meinen Körper »erzählen«, versuchte seine Sprache achtsam abzuwägen, achtete auf meine innere Stimme und entwickelte eigene, wirksame Strategien. Das war ziemlich zeitaufwendig – ich brauchte letztendlich Jahre, um zu erkennen, woher wohl meine Beschwerden herrührten, und um zu erfahren, was mein Körper brauchte und welche Möglichkeiten es gab, ihm zu helfen.

Manche Fragen beantwortete mir das Leben im Alltag selbst, manche Probleme lösten meine Strategien, wie zum Beispiel Meditationen, das Ölkauen oder die regelmäßige Bewegung. Für einige Antworten musste ich jedoch durch sinnlose Diagnostik unendlich leiden. Nun möchte ich nicht den Eindruck erwecken, dass ich jahrelang ausschließlich damit beschäftigt war, die Probleme der Krebserkrankung zu beheben. Ich stand mitten im Leben, zugleich als Mutter, Ehefrau, Autorin und Referentin.

Eine stressfreie Zeit gab es in den letzten zehn Jahren eigentlich gar nicht. Meine Tage waren immer sehr dicht gefüllt, im positiven wie auch im negativen Sinne. Ein Jahr nach Abschluss der Therapie erschien mein erstes Buch, es landete auf der *Spiegel*-Bestsellerliste, und plötzlich war ich eine gefragte Autorin – im Trubel von Talksendungen, Interviews, Lesungen und Vorträgen. In den darauffolgenden Jahren wurden zahlreiche Broschüren und weitere Bücher von mir veröffentlicht. 2005 gründete ich meine Stiftung, die »Rexrodt von Fircks Stiftung für krebskranke Mütter und ihre Kinder«, und ein Jahr später rief ich das bundesweit erste Rehaprojekt »gemeinsam gesund werden« für an Brustkrebs erkrankte Mütter und ihre Kinder ins Leben, das sehr erfolgreich in der Klinik Ostseedeich, Grömitz, läuft.

Viele Projekte und Texte habe ich jedoch noch im Krankenhaus liegend formuliert und geschrieben. Zig Male landete ich wegen vermeintlichem Verdacht auf Metastasen in unterschiedlichen Fachkliniken. Kleinste Eingriffe hatten verheerende Folgen. Ich fing mir bei einer Probeentnahme am Schienbeinknochen – weil die Ärzte dort Metastasen vermuteten – einen multiresistenten Krankenhauskeim ein und bekam eine chronische Knochenmarksvereiterung, die mein Schienbein zerstört hat. Fünfzehn Mal musste ich deswegen operiert werden. Insgesamt lag ich fast zwei Jahre auf chirurgischen Abteilungen. Darüber habe ich in meinen beiden zuletzt veröffentlichten Büchern geschrieben. Nicht immer ist Diagnostik sinnvoll. Alles ist letztendlich »gut« ausgegangen, aber es hat Zeiten gegeben, da war ich, schwer krank, auch manchmal sehr verzweifelt – zuweilen kam mir alles vor wie ein nicht enden wollender Alptraum.

Somit ist »Stress« für mich wirklich kein Fremdwort. Ich hatte häufig richtig schlimmen körperlichen und seelischen Stress, immer dann zum Beispiel, wenn mir eine weitere OP wegen meines vereiterten Schienbeinknochens bevorstand und mich die Sorge um die Kinder sowie Schuldgefühle, als Mutter zu versagen, quälten – und das über Jahre. Anfänglich hatte ich große Angst, durch die Operationen einen Rückfall zu erleiden, weil das Immunsystem bei einem Eingriff mit Vollnarkose immer in einen Ausnahmezustand gerät. Später dann hatte ich keine Wahl. Ich hatte immer wieder Blutvergiftungen; es ging um mein Leben, ohne OP wäre ich gestorben.

Trotz der lebensgefährlichen Knochenvereiterung, der vielen Krisen durch die zahlreichen Operationen und langen Krankenhausaufenthalte, der häufig durch die Therapie bedingten schlaflosen Nächte und trotz meiner arbeitsintensiven Projekte und langen Lesereisen, die zum Muttersein hinzukamen und auch heute noch meinen Tag prägen, hat mein Immunsystem dem Krebs standgehalten. Das ist für mich fast wie ein Wunder, und ich bin meinem Körper und dem Leben unendlich dankbar dafür. Allerdings habe ich immer – auch in scheinbar aussichtslosen Situationen – versucht, meinen Körper zu unterstützen. Meditationen, Atemübungen, Yoga, positive Gedankenspiele, das Pflegen von Vorstellungsbildern, Ablenkung, Bewegung selbst wenn ich im Bett liegen musste, Achtsamkeit und Fürsorglichkeit zu mir selbst waren mein Dazutun, um zum einen Freude im Augenblick empfinden zu können und zum anderen letztendlich gesund zu werden und zu bleiben. Unterstützend nahm ich in Absprache mit den Ärzten homöopathische Mittel, komplementäre Medikamente und Nahrungsergänzungsmittel zu Hilfe, ich verwöhnte mich mit leicht selbst anwendbaren Methoden – auf vieles davon bin ich in den Kapiteln dieses Buches, auch mit dem Rat ausgewiesener Experten, genauer eingegangen.

An dieser Stelle möchte ich darauf verzichten, einen Spezialisten zu fragen, wie sehr sich Stress möglicherweise auf das Wachstum von Krebszellen auszuwirken vermag. Die Aussagen aller Experten sind nämlich derart widersprüchlich und teilweise vage, dass Betroffene eigentlich nur noch stärker verunsichert zurückbleiben. Die einen Forscher zum Beispiel – und sie stützen sich dabei auf eine kanadische Studie – sagen aus, dass seelischer Stress die Produktion von Adrenalin anheize, was wiederum ein Wachstumsfaktor für Krebszellen sei. Diese Erkenntnisse könnten zu der Entwicklung neuer Medikamente beitragen, die die schädliche Produktion von Adrenalin im Körper von Krebspatienten abfangen. Die anderen Experten behaupten anhand von skandinavischen Studienergebnissen beweisen zu können, dass weder lang anhaltender Alltagsstress noch extrem belastende Situationen, zum Beispiel durch den Verlust eines geliebten Menschen, Krebs auslösen können. Im Gegenteil, die skandinavische Untersuchung gibt sogar Anlass zu der Annahme, dass Stress Frauen vor Brust- und Gebärmutterkrebs aufgrund geringerer Östrogenspiegel zu schützen vermag.[12]

Natürlich ist das Phänomen bekannt, dass es für jede Studie eine Antistudie, für jeden Verfechter einer Meinung auch einen Gegner derselben gibt. Normalerweise hat der Betroffene dann die Wahl, zu entscheiden, ob er zum Beispiel rotes Fleisch verzehrt oder nicht, die Mistel spritzt oder Nahrungsergänzungsmittel einnimmt. Aber er hat bei der Fragestellung »Verursacht mein Stress Krebs?« noch nicht die Option, eine entsprechende Pille dagegen einzunehmen. Und wer kann Stress schon gänzlich aus seinem Leben fernhalten? Das würde wohl jeden überfordern und noch mehr Stress erzeugen.

Eine Krebserkrankung verursacht bei den meisten Patienten sehr großen Stress durch die Angst, nicht mehr gesund zu werden oder erneut daran zu erkranken, es ist die Angst vor körperlichen Veränderungen und Schmerzen, vor den Nebenwirkungen der Therapie, vor Untersuchungsergebnissen, davor, den Job zu verlieren, die Familie nicht mehr ernähren zu können, die Kinder allein zurücklassen zu müssen. Schlimmstenfalls werden diese Angstvorstellungen Wirklichkeit. Alle Ängste haben ihre Berechtigung. Sie wollen gehört und verstanden werden, sonst werden sie zu den größten Räubern unserer Lebensfreude. Bestenfalls sollten wir Betroffenen unbedingt eigene Strategien gegen Angst-Stress entwickeln, und dafür gibt es, angefangen von der psychoonkologischen Begleitung über Selbsthilfegruppen, Sport, Yoga, Kunsttherapie, Tanz, Meditation, Entspannungstraining, Ablenkung – das kann auch die Arbeit sein –, zahlreiche Möglichkeiten. Manchmal helfen auch Medikamente gegen die Angst.

Und solange die Aussagen der Experten zum Thema Stress und Krebsentstehung noch so widersprüchlich sind und dadurch noch mehr Unsicherheit und Angst verursachen können, finde ich folgende Aussage für uns, die wir von Krebs betroffen sind, sehr hilfreich: Wenn es einen Zusammenhang von Stress und Krebs gibt, so einige Forscher, dann denjenigen, dass viele Menschen in Stresssituationen verstärkt gesundheitsschädigende Verhaltensweisen annehmen: Sie greifen vermehrt zu Alkohol, Zigaretten, Süßigkeiten, sie bewegen sich weniger und essen ungesünder – all das können Risikofaktoren für eine Krebserkrankung darstellen. Das alles heißt auch: Wir können etwas tun!

Sein Unglück
ausatmen können

tief ausatmen
so dass man wieder
einatmen kann

Und vielleicht auch sein Unglück
sagen können
in Worten
in wirklichen Worten
die zusammenhängen
und Sinn haben
und die man selbst noch
verstehen kann
und die vielleicht sogar
irgendwer sonst versteht
oder verstehen könnte

Und weinen können

Das wäre schon
fast wieder
Glück
Erich Fried

Hinein in einen neuen Tag

Gar nicht schnell, sondern ganz allmählich lebte ich mit der Zeit in einen neuen Alltag hinein, der heute mit all seinen Anforderungen nicht weniger turbulent und hektisch als mein früherer und doch in vielerlei Hinsicht ein anderer ist. Er ist allein schon insofern anders, als dass ich morgens dem Leben danke sage. Es ist für mich nicht mehr selbstverständlich, aufwachen und sehen, hören, riechen, schmecken, fühlen, mich bewegen zu dürfen. Entweder erinnert mich mein Körper allmorgendlich daran oder meine Seele.

Ich habe es mir angewöhnt, kleine Rituale, die mir guttun, in den Alltag einzubauen. Für das Aufwachen nehme ich mir Zeit; anschließend »kaue« ich erst einmal mein Sonnenblumenöl. Nach einem guten leichten Frühstück lasse ich mit einem Becher Tee in der Hand meine Gedanken wandern, bevor ich für dreißig Minuten mit Musik auf den Home-Crosser steige und mit einem Terraband meine Muskeln trainiere. Im Laufe des Tages mache ich regelmäßig kleine Pausen, denn ich weiß, dass Konzentration und Leistung nach ungefähr neunzig Minuten nachlassen. Körper, Geist und Seele verlangen nämlich ziemlich genau alle anderthalb Stunden eine erholsame Unterbrechung – und wenn sie gestresst sind, bereits nach einer Stunde. Diese Auszeiten bedürfen keiner großen Aktion. Es genügt zum Beispiel, einmal tief durchzuatmen, zum Fenster zu gehen und hinauszuschauen oder bewusst einen Schluck Wasser zu trinken, in einen Apfel zu beißen … ja, dann ist eben Pause.

Langsamkeit und Beschaulichkeit habe ich für mich neu entdeckt. Sie in unserer schnelllebigen Zeit zu bewahren, ist allerdings keineswegs einfach. Ist es nicht so, dass wir von einem Termin zum anderen hetzen, fit im Multitasking sind und doch gänzlich untrainiert, was das Pausemachen und Ausruhen anbelangt? Wir rasen in einer Schnelligkeit durch den Tag, die unserer Seele kaum mehr erlaubt nachzukommen und unseren Körper krank werden lässt.

Jeden Tag versuche ich – im Gegensatz zu früher –, mir ein wenig Zeit für mich selbst zu nehmen, und tue etwas, das mir Spaß macht. Ich gönne mir, vielleicht im Kreise meiner Liebsten, bei kreativem Gestalten, beim Sport oder durch Lektüre bewusst etwas Gutes. Diese Disziplin ist für mich Pflicht und auch Kür – sie schenkt mir nämlich unmittelbar ein Dankeschön. Ohne sie würde ich meine Ziele nicht mehr erreichen und mein Arbeitspensum, zehn bis zwölf Stunden täglich, häufig auch viele Stunden am Wochenende, nicht schaffen können. Vor allem aber würden mir die Ausgeglichenheit, das Wohlgefühl und die Freude am Leben verlorengehen.

Meditationen verbinden Körper, Geist und Seele

Achtsamkeit schenkt Leben

»Nur der Tag bricht an, für den wir wach sind«, sagt Henry D. Thoreau. Ich wollte jeden Tag unendlich lang werden lassen – jeden Tag ein Leben leben. Das war meine Entscheidung, nachdem die Ärzte mir vor zehn Jahren gesagt hatten, dass ich wohl nicht mehr lange zu leben hätte. Wenn mir nur noch wenig Zeit bleibt, dann muss ich sie heute einfangen, danach sehnte sich mein Herz. Wie mir das allerdings gelingen sollte, wusste ich nicht. Achtsamkeit ist hierfür erforderlich, so stand es in meinen Ratgeberbüchern. Aber wie konnte ich achtsam sein oder werden? In meinem bisherigen Leben hatte ich nie darauf geschaut, achtsam zu sein, und dies auch nicht gelernt. Meistens war ich mit meinen Gedanken, meinen Sinnen, ja meinem ganzen Sein irgendwo anders, nur nicht im Hier und Jetzt. Wenn ich morgens aufwachte, war ich bereits in den Abendstunden. Stand ich unter der Dusche, putzte ich mir gedanklich schon die Zähne, fönte meine Haare und schrieb eine To-do-Liste für den Tag, frühstückend aß ich zu Mittag, wenn ich saß, lief ich, und wenn ich lief, saß ich. So ging es Jahr für Jahr. Ich war immer am Planen und mit meinen Gedanken Stunden, Tage, Wochen und Monate voraus oder zurück in der Vergangenheit.

Schon als Kind neigte ich dazu, immer dort zu sein, wo ich gerade nicht war. Ich erinnere mich daran, dass ich mir jedes Jahr über Wochen die Sommerferien herbeigesehnt hatte, und als ich dann endlich mit meiner Schwester und meinen Eltern im Urlaub war, plante ich jeden Tag meinen Geburtstag, der nach den Sommerferien groß gefeiert werden sollte. Ich organisierte und organisierte, konnte es kaum erwarten und verpasste dabei meine Ferien, in denen ich doch gerade jetzt war. Zahlreiche solcher Beispiele könnte ich anführen.

Fast jeder wird sich hier wiederfinden können. Es ist äußerst schwierig, ganz und gar im Jetzt zu leben. Meistens sind wir doch überall, nur nicht da, wo wir eigentlich sein sollten. Und wir sind auch nicht eins mit dem, was wir gerade tun. Multitasking ist angesagt. Ich weiß zu gut, wie stolz ich vor meiner Erkrankung darauf war, viele Aufgaben gleichzeitig erledigen zu können: kochen, telefonieren, eine Einkaufsliste schreiben und die Fragen der Kinder beantworten – alles gleichzeitig! Viele Male klappte das ganz gut. Manchmal aber auch gar nicht. Das Essen schmeckte fade, die Einkaufsliste war unvollständig oder meine Kinder gänzlich quengelig. Vor allem hatte ich sicherlich eines immer verpasst: das bewusste Erleben im

Tun, das achtsame Zubereiten der Mahlzeit und die Freude, die man dabei erleben kann.

Fast zu jeder Zeit und überall sind wir heute per Telefon, Handy, SMS und E-Mail erreichbar und für andere da. Im Beruf scheint uns das selbstverständlich, aber selbst in unserer Freizeit, ob im Restaurant, beim Sport, während des Urlaubs, im Bett – wir sind »im Job«. Nur so richtig für uns selbst und unsere Liebsten sind wir selten da. Überall stürzen Reize und Ablenkung auf uns ein, die uns dem Augenblick entreißen. Wie viel Zeit verbringen wir in diesem Niemandsland ohne Gegenwart? Durch permanente Unachtsamkeit und innere Geschäftigkeit kann die Balance zwischen Körper, Geist und Seele gestört werden. Wir hören unsere innere Stimme nicht mehr, die uns erzählt, was schräg liegt, uns fehlt und was wir brauchen. Dann laufen wir Gefahr, krank zu werden.

Die Kostbarkeit des Augenblicks erkannte ich erst, als ich seine Zerbrechlichkeit zu spüren bekam und es nur noch hieß: Leben oder Sterben. Hätte ich so weitergelebt wie bis zu jenem Zeitpunkt, hätte ich mein ganzes Leben mit der Vision »Das Glück beginnt morgen« in einer Traumwelt verrinnen lassen. Wie häufig hatte ich den Augenblick für einen weiteren, vielleicht besseren, der noch kommen sollte, ignoriert und daher im Jetzt der Zeit nicht gelebt.

Intensiv begann ich mich noch auf der Akutstation mit dem Leben im Hier und Jetzt zu beschäftigen. In der größten Krise meines Lebens las ich zahlreiche

Bücher über Meditationsformen, Heilmeditation, Atemübungen, geleitete Traumreisen, geschrieben von Ärzten, Psychologen und Gelehrten jahrtausendealter Traditionen. Ich wollte das bloße Sein lernen, mein Sein, so wie ich war, das Sein von allem um mich herum. Ganz gleich nämlich, wohin ich gedanklich auch ging, ich traf mich – ich hatte Brustkrebs und lag im Krankenhaus. Ich konnte mir selbst nicht entkommen. Es war, was es war.

Tägliche Achtsamkeitsübungen, ein Üben des Innehaltens von Augenblick zu Augenblick, verhalfen mir zunächst in wenigen Momenten, der Unendlichkeit des Augenblicks gewahr zu werden, wenn die Zeit sich mit dem Jetzt verschmolz und es nichts anderes mehr gab als die ewige Gegenwart – einen ganzen Augenblick lang. So erlebte ich von meinem Bett aus den einzigartigen Sonnenaufgang und diesen viele Tage von neuem, den wunderbaren Duft des Kaffees am Morgen, der sich von der Stationsküche aus in meinem Zimmer verströmte, den ersten köstlichen Schluck dieses heißen Getränks aus meiner warmen, von zu Hause mitgebrachten großen Tasse, das knusprige Brötchen mit Marmelade, den Baum vor meinem Fenster, das Vorüberziehen der Wolken, ein Kinderlachen auf der Straße, das Stück Schokolade, genascht in der Nacht, das Hüpfen meiner Tochter in meinem Zimmer … Ich lernte, wirklich zu sehen, wirklich zu riechen, zu schmecken, zu fühlen.

Achtsamkeitsübungen wurden zu meinen täglichen

Pflichten, denn sie taten mir gut. Sie schenkten mir innere gefühlte Geborgenheit, Freude, schafften Klarheit und inneren Frieden, zeigten, dass ich lebte und nicht tot war. Jeden Morgen war es für mich einmalig, aufwachen und ganz wach sein zu dürfen. Dieses achtsame Wahrnehmen verhalf mir zu neuen Sichtweisen, neuer Entschlossenheit und Neugier, zu Stärke, Selbstakzeptanz, Hoffnung und Mut. Ich erkannte, dass mein Gewahrsein mich zu mir selbst brachte und mir nicht nur augenblicklich guttat, sondern das Gleich mitbestimmte und somit auch das Morgen und Übermorgen beeinflussen würde. Mithilfe der Meditationen lernte ich auch, meine Wahlmöglichkeiten in dieser Krise zu sehen. Sie verhalfen mir dazu, meine innere Stimme zu finden, eine Chemotherapie zum besten Freund zu machen, um sie besser zu vertragen; auf meinen Atem zu achten, um ruhiger zu werden, wenn ich Angst hatte; mit Vorstellungsbildern zu arbeiten, um mir Gutes zu tun – für das Jetzt, diesen Augenblick, der mein Leben war. Einige der Übungen möchte ich auf den folgenden Seiten vorstellen.

Bewusstsein im Alltag

Wenn ich über Achtsamkeit spreche, werde ich häufig gefragt, was denn das überhaupt sei? Es geht dabei darum, den Augenblick bewusst zu erfassen oder, anders ausgedrückt, in der Gegenwart zu sich selbst zu kommen und da zu sein, wo man ist. Seit mehr als 5000

Jahren lehren die spirituellen Lehrmeister des Ostens und deren Künste wie Yoga, Tai-Chi, Qigong und verschiedene Meditationsformen, dass es möglich ist, sich mit dem Inneren, dem Selbst, zu verbinden und eins zu werden mit dem, was ist, indem man die Aufmerksamkeit auf all seine Sinne oder seinen Atem richtet. Ein jeder kann das lernen, aber hierfür sind regelmäßiges Üben und Disziplin erforderlich. Das Schöne ist, dass die Übungen an sich schon Freude bereiten, Klarheit schenken, Harmonie wiederherstellen, die natürlichen Abwehrkräfte des Körpers steigern, zu Gesundheit verhelfen und die Türen zu dem sonst verborgenen Selbst öffnen, wobei ein neues Verständnis vom Leben in seiner Ganzheit und der Natur entstehen kann. Der Weg ist das Ziel.

Wie häufig halten wir inne und betrachten, was wir sehen, nehmen wahr, was wir hören, fühlen, was wir empfinden, wie oft schmecken wir, was wir essen? Einmal am Tag, im Monat, im Jahr oder eigentlich gar nicht mehr? Ja, steht der Alltag mit seinen Anforderungen dem nicht entgegen? Dabei ist das Jetzt unser Lebensaugenblick, nicht das Gleich, das Morgen oder Übermorgen. Regelmäßige Achtsamkeitsübungen können uns dazu verhelfen, das Jetzt einzufangen, indem wir bewusst wahrnehmen, was ist. Solche Übungen sollten bewusst in den Tagesablauf eingeplant werden.

Zusammen mit meinen Kindern habe ich hin und wieder Mandarinenscheiben meine ganze Aufmerksamkeit geschenkt. Jeder bekam eine Mandarinenscheibe, die wir zunächst mit den Fingern bei geschlossenen Augen befühlten. Dann hielten wir sie an unsere Wangen, anschließend erschnüffelten wir den Geruch. Hernach schauten wir sie uns ganz genau an. Erst dann durfte sie in den Mund – die Augen wieder geschlossen. Wir ertasteten sie mit der Zunge, am Gaumen, ließen sie hin- und herflutschen. Der erste Biss, süßsaurer, frischer Fruchtsaft, wir kauten und schluckten. Wir hatten ganz bewusst eine Mandarinenscheibe mit all unseren Sinnen erfasst, sie gegessen und genossen. Das hat uns große Freude bereitet, und die Kinder erzählten danach, dass noch nie zuvor eine Mandarine so gut geschmeckt hätte.

Das kann man auch sehr gut mit einer Rosine, Erdbeere oder einer anderen Frucht probieren. Diese Achtsamkeitsübung lässt einen bewusster essen – und vor allem schmecken, was gegessen wird. Außerdem schenkt sie einen »köstlichen« Moment.

Achtsamkeit beginnt für mich am Morgen. Bevor ich auf den Wecker schaue, möchte ich für einen Moment aus dem Fluss der Zeit heraustreten und mich in den Tag hineinspüren. Ich fühle meinen Atem, die Wärme des kuscheligen Bettes, die Matratze, auf der ich liege, ich höre den Wind, Regen, das Zwitschern der Vögel oder einfach Stille. Ich nehme wahr und tauche erst nach einer Weile wieder in die Zeit hinein, um mit ihr zu fließen.

Ich weiß heute, wie sehr Achtsamkeit mein Leben bereichert, es lebendig macht und den Augenblick lang werden lässt. Damit sie mir nicht entwischt, auch wenn mein Terminkalender voll ist, gönne ich mir mehrmals am Tag kleine Auszeiten, in denen ich innehalte – das können nur wenige Minuten sein. Außerdem versuche ich einige tägliche Handlungen bewusst durchzuführen, das Ölziehen beispielsweise oder die ayurvedischen Selbstmassagen, das morgendliche Teetrinken, manchmal, wenn es mir gerade einfällt, einfach das Gehen oder Treppensteigen. Und ab und zu »geschieht« es mir sogar inmitten des Alltagstrubels, ob im Zug, auf der Einkaufsmeile oder im Restaurant, dass ich ganz gegenwärtig bin, ohne dass ich dafür gerade übe. Plötzlich bin ich im Fluss des Lebens – ja, dann fühle ich mich ganz glücklich. Das sind jene Augenblicke, die bei der Rückschau am Abend diesen Tag besonders schön werden lassen, und das verwurzelt mich im Leben.

Der Atem – ein hilfreicher Verbündeter

Manchmal, wenn ich plötzlich Angst bekomme, merke ich, dass ich nicht mehr richtig atme. Fast immer sind es Ängste, die mit meiner Erkrankung einhergehen, wenn ich zum Beispiel die erlösenden drei Worte »Alles in Ordnung« erhoffe, wenn ich im Warteraum der Röntgenabteilung einer Klinik sitze und darauf warte, dass ich aufgerufen werde und der Arzt mir den Befund mitteilt. »Was ist, wenn … Das wäre die Katastrophe!« Meine Gedanken ziehen mich in solchen Situationen häufig in eine Richtung, die mir ganz und gar nicht guttut. Ich sehe schreckliche Bilder, dramatisiere, und mein Körper reagiert, als wäre alles bereits Wirklichkeit. Folglich bleibt mein Atem auf Brusthöhe stecken, und Schultern, Nacken, Hände, Bauch, Oberschenkel, Waden und Zehen verkrampfen sich. Es ist sogar schon vorgekommen, dass ich deswegen am nächsten Tag Muskelkater hatte. Dann hilft mir nur noch, als eine Art Erste-Hilfe-Maßnahme, mich auf die Atmung zu konzentrieren. Ich atme in meinen Bauch hinein, fühle, wie sich die Bauchdecke hebt und wieder senkt, folge dem Auf und Ab und verharre einige wenige Sekunden in den einzelnen Atempausen. Oft ist das in solchen Situationen gar nicht so einfach, denn die Angst kann mich wieder schnell einfangen.

Doch das bewusste Atmen ordnet allmählich meine Gedanken und lässt mich fühlen, was ist, wo ich mich befinde, was ich sehe, rieche … und ich werde ruhiger. Der Herzschlag wird wieder langsamer, und meine Muskeln von Kopf bis Fuß entspannen sich. Das klappt fast immer.

Ein festes Ritual habe ich mir angewöhnt, und zwar jeden Tag mit meinem Atem durch meinen Körper zu reisen. Lange Zeit litt ich aufgrund von Verspannungen im Schulter- und Nackenbereich unter chronischen Kopfschmerzen, die bereits in den frühen Morgenstunden begannen und im Laufe des Morgens immer heftiger bis unerträglich wurden. Ich suchte einen Weg ohne Medikamente, der es mir ermöglichte, mit einem klaren, schmerzfreien Kopf aufwachen zu dürfen. Ein Therapeut, der meine Nackenverspannungen behandelte, machte mich auf diese Übung aufmerksam und gab mir eine entsprechende Anleitung mit. Diese Meditation, sie wird auch »Body Scan« genannt, möchte ich kurz beschreiben. Meistens führe ich sie morgens vor dem Aufstehen oder abends vor dem Zubettgehen durch, manchmal aber auch des Nachts, wenn ich nicht schlafen kann. Im Liegen finde ich die Atemreise am angenehmsten. Ich spüre zunächst von Kopf bis Fuß die Matratze, auf der ich ruhe, und meinen Atem im Bauch. Dann konzentriere ich mich auf meinen linken Fuß, fühle in ihn hinein bis in seine Zehen, ich spüre jede einzelne, verharre eine Weile – und atme in sie hinein. Als pure Energie in Form eines hellen klaren Blaus sehe ich meinen Atem bei den Zehen ankommen. Sollten Gedanken mich ablenken wollen, lass ich sie vorbeiziehen und richte meine Aufmerksamkeit wieder auf die Zehen. Dann reise ich mit meinem Atem durch den Fußspann und die Fußsohle, gehe weiter über die Ferse in das Fußgelenk, hinauf in die Wade, zum Knie, in den Oberschenkel, weiter in die Hüfte. Dann wechsle ich in die Zehen des rechten Fußes. Auch hier wandere ich nun mit dem Atem hinauf bis in die Hüfte. Bevor ich das jeweilige Körperteil verlasse und in das nächste hineinatme, also zum Beispiel von den Zehen in den Fußspann oder vom Knie in den Oberschenkel gehe, neutralisiere ich jedes Mal meine Aufmerksamkeit, indem ich einmal bewusst in den Bauch hineinatme. Bin ich im Becken angekommen, strömt mein Atem in meine Organe, ebenso in die Lendenwirbelsäule, dann taste ich mich aufwärts in den Brustraum und von dort aus in den Nacken. Als Nächstes konzentriere ich mich auf meine linke Hand, die einzelnen Finger, ich fülle sie mit meinem Atem. Ich gehe hinauf über die Hand, den Unterarm, den Oberarm bis in die Schulter. Ich gehe zur rechten Hand über und wieder hinauf bis in die rechte Schulter. Jetzt atme ich in meinen Hals und wandere anschließend über das Gesicht in den Kopf. Dort angekommen verspüre ich häufig eine angenehme Stille und große Entspannung, als würde ich schweben, als wäre ich selbst Atem. Bevor ich die Augen öffne und wieder meinen Beschäftigungen nachgehe, bewege ich meine Hände und Füße, ich rekele und strecke mich.

Ich hätte früher niemals gedacht, dass eine tägliche Atemreise durch die einzelnen Körperregionen so viele positive Empfindungen für den Körper, Entspannung und Stärke zu bewirken vermag. Sie macht fröhlich, bereitet Klarheit und Leichtigkeit. Für eine Weile lässt sie die Zeit stillstehen und schenkt nachhaltig gesteigerte Konzentration und auch Achtsamkeit für den Tag. Meine Kopfschmerzen sind immer seltener geworden, und vielerlei andere Schmerzen lassen sich durch die Übung ebenfalls lindern. Es ist zwar nicht ganz so einfach, diese innere Reise bei Rückenschmerzen durchzuführen, weil der Schmerz nämlich zunächst nach Aufmerksamkeit schreit. Aber wenn ich ihn zulasse und ihn gleichzeitig vernachlässige, also konsequent in die einzelnen Körperteile hineinatme, lässt er häufig nach oder verschwindet gänzlich.

Und bevor ich mir in der Nacht wegen meiner Schlaflosigkeit Sorgen darüber mache, wie ich den nächsten Tag so übermüdet durchstehen soll, reise ich mit meinem Atem durch meinen Körper und – schlafe nicht selten, wenn am linken Knie angekommen, wieder ein.

Die Kraft innerer Vorstellungsbilder

Schon als Kind und Jugendliche habe ich mit Vorstellungsbildern »gearbeitet«, indem ich mir die Erfüllung vieler Wünsche ganz konkret vorgestellt hatte. Ich malte mir eine Situation, so wie ich sie ersehnte, ganz konkret aus und schlüpfte mit meinen Sinnen in dieses Bild. Dann fing ich an darüber zu erzählen, als wäre alles bereits geschehen, und irgendwann war der Moment da, in dem wirklich alles wahr geworden war. Meine Wunschvorstellungen waren durchaus realistisch, ich wollte zum Beispiel vor Publikum Klavier spielen, eine Blockflötengruppe leiten, mein Abitur machen, als Dolmetscherin arbeiten und mindestens drei Kinder gebären … Diese Wünsche formulierten meine Ziele, und so traf ich jeden Tag Entscheidungen, die für das Wahrwerden wichtig waren.

Als ich krank wurde, habe ich in den Büchern von O. Carl Simonton und Leonard Laskow mehr über die Wirkung dieser inneren Arbeit erfahren. Ich lernte, dass nicht nur Sportler die Chance nutzen, mithilfe von Vorstellungsbildern ihr Ziel zu erreichen, sondern auch kranke Menschen – für mehr Lebensqualität und eine größere Chance, wieder gesund zu werden. Es ist hinlänglich erwiesen, dass Vorstellungsbilder, unsere innere Sprache, den Körper zu beeinflussen vermögen. Alle Informationen gelangen vom Gehirn über die Nervenbahnen unter Einschaltung unserer Hormone in die Organe und die einzelnen Zellen. Alles ist miteinander verbunden und schwingt gemeinsam wie durch ein permanentes Gespräch.

Durch weitere Literatur lernte ich unterschiedliche Meditationstechniken kennen, von denen ich mir einige zu eigen machte und große Erfolge verspürte. So stellte ich mir bildhaft vor, wie mein Immunsystem zuverlässig arbeitete, mich stärkte und den Krebs schwächte. Ich sah mich auch während der Chemo- und Strahlentherapie das Leben mit Freude leben, und ich erlebte mich bereits jetzt, wie ich nach der Behandlung gesund und wohlauf, zusammen mit meiner Familie und meinen Freunden war. Ich unternahm diese mentalen Traumreisen mit einer gewissen Gelassenheit, aus Liebe zum Leben in seiner Ganzheit und nicht mit der Erwartungshaltung, dass es jetzt klappen muss. Das hätte mich nur unter Druck gesetzt und dem eigentlichen Sinn der Meditation entgegengewirkt.

Und es war nicht nur so, dass viele meiner inneren Bilder tatsächlich Wirklichkeit wurden, nein, sie hinterließen immer sofort ein positives Echo. Ich fühlte mich danach ausgeglichener, zuversichtlicher und positiv gestimmt, dass ich es schaffen kann, wieder gesund zu werden. Das wiederum beeinflusste mein Handeln und meine Entscheidungen für den Tag – und somit für das Morgen und das Übermorgen. Jedes Mal hatte ich mir durch eine Traumreise etwas Gutes getan.

Das Wunderbare bei allen Meditationen und Achtsamkeitsübungen, egal welche Form wir wählen, ist, dass wir dadurch in einen tiefen Kontakt zu uns selbst treten können. Sie gewähren uns Eintritt in unsere innere Welt und lassen uns das Beste und Wertvollste entdecken: unser Sein. Durch sie haben wir die Chance, unsere ganz eigene Melodie zu hören, die Lebensenergie wahrzunehmen und zu lernen, sie zu schätzen und zu achten.

An dieser Stelle möchte ich eine Liebes- und Heilmeditation aus dem Buch »Heilende Energie« von Leonard Laskow wiedergeben, die ich für mich entdeckt habe und sehr schön finde. Sie arbeitet mit zwei Energiezentren des Körpers, dem sogenannten Scheitelchakra oberhalb des Kopfes und dem Herzchakra auf Brusthöhe:

➡ Übung:

»Werde für einen Augenblick dein eigener bester Freund. Bringe dich an den friedlichsten, glückseligsten Platz, den du kennst. Spüre, wie sich in deinem Herzzentrum ein Gefühl totaler, bedingungsloser Selbstliebe entwickelt – Liebe für jede Zelle, jedes Atom, jedes Organ, jeden Teil deines Wesens. Diese Liebe kennt kein Vergleichen, keine Urteile, sie ist jenseits von Zeit und Raum, jenseits allen Verstehens. Mit dem nächsten Atemzug fülle deine Brust mit dem Licht der Liebe. Es fließt in deine Schultern, die Arme hinab bis in die Fingerspitzen, in den Hals und hinauf in den Kopf. Stell dir vor, wie dieses liebevolle Licht deinen Kopf füllt und schließlich überfließt, wie ein Springbrunnen der Liebe aus dem Scheitelchakra (oben am Kopf) heraussprudelt und liebevoll den ganzen Körper umfließt.

Konzentriere dich auf das Scheitelchakra und spüre die wunderbare Liebe deines höheren Selbst. Diese Liebe ist immer da, du musst sie dir nicht erst verdienen, nimm sie einfach an. Spüre den strahlenden Lichtball circa fünfzehn bis zwanzig Zentimeter über deinem Kopf. Er sinkt langsam nach unten, in den Kopf hinein, hinunter bis zum Herzchakra. Die Liebe deines höheren Selbst lässt dich erblühen und taucht dein ganzes Wesen, den ganzen Körper in strahlendes Licht. Lass es hereinkommen! Bitte nun dein höheres Selbst: Heile, was geheilt werden muss.

Tu, was getan werden muss.

Bring mich zur Ganzheit.
Damit wir eins werden.

Gehe jetzt mit deiner Aufmerksamkeit wieder in dein Herzchakra und spüre die totale, bedingungslose Liebe deines höheren Selbst. Atme tief ein, halte für einen Moment die Luft an, und sende mit dem Ausatmen ein Lichtfeuerwerk vom Herzen aus in jede Zelle und jedes Atom deines Körpers, jeden Teil deines Wesens, so dass alles in dir funkelt wie Sterne am Nachthimmel.«

Über die heilsame Kraft der Liebe

Die Schatzkiste

Vor zwei Jahren wurden meine beiden Jungs gemeinsam konfirmiert, an einem klaren Frühlingstag im Mai. Sonnenstrahlen brachen durch die bunten Kirchenfenster und tauchten den Raum in ein warmes Licht. Ganz vorn in den ersten drei Reihen saßen die Konfirmandinnen und Konfirmanden, die Mädchen in schönen Kleidern und die Jungs in feinen Anzügen. Während der Pfarrer sprach, fragte ich mich, wie viele von den pubertierenden Mädchen und Jungen jetzt wohl wirklich seinen Worten lauschten und dieses Ereignis, ihre Konfirmation, wahrnahmen? Waren sie sich dessen bewusst, was hier geschah? Oder dachten sie vielmehr an die Feier, die vielen Geschenke, die nach dem Gottesdienst auf sie warteten, und wollten am liebsten die Uhr schon vordrehen?

Inmitten meiner Gedanken sagte der Pfarrer: »Ich habe euch, liebe Konfirmandinnen und Konfirmanden, etwas mitgebracht.« Er hob eine große Holzkiste vom Boden und hielt sie mit beiden Händen hoch.

»In dieser Kiste verbirgt sich ein wertvoller Schatz,

den ich euch mit auf den Weg geben möchte«, sprach er weiter. »Lukas, komm doch bitte nach vorn und sieh, welcher Schatz sich hier drin befindet«, forderte er einen Konfirmanden auf.

Jetzt wurde es spannend. Während eben die Mädchen und Jungen noch ungeduldig auf den Bänken hin- und hergerutscht waren, der ein oder andere gekichert oder mit seinem Nachbarn geflüstert hatte, herrschte plötzlich gebannte Stille. Lukas trat nach vorn und öffnete die Kiste.

»Und, was siehst du?«, frage ihn der Pfarrer.

»Nichts«, erwiderte Lukas. »Da ist nichts drin.«

Dann forderte er einen zweiten Jungen auf, nach vorn zu kommen und in die Schatztruhe zu schauen. »Und, Benjamin, was siehst du?«

Benjamin zögerte zunächst und sagte schließlich: »Ich sehe einen Spiegel am Boden der Kiste.«

»Richtig. Und schau doch bitte noch einmal hin und sage mir, was genau du siehst.« Dabei hielt der Pfarrer die geöffnete Kiste genau vor sein Gesicht.

Ich habe es in einer Kirche noch nie so still erlebt, selbst das Fallen einer Stecknadel wäre jetzt ohrenbetäubend gewesen.

»Ich … ich sehe mich«, entgegnete Benjamin etwas unsicher.

»Ja«, erwiderte der Pfarrer strahlend. »Du siehst dich! Und du bist dir dein größter Schatz und allerbester Freund.«

Er erzählte den Mädchen und Jungen, uns allen, die

wir da waren, welch ein Schatz ein jeder Einzelne sei, welch ein Geschenk des Lebens, der Liebe.

»Auch wenn ihr eine schlechte Note schreibt, wenn ihr wütend seid, Streit entfacht, wenn ihr Mist gebaut habt, egal ob ihr dick oder dünn, groß oder klein seid, ihr seid immer liebenswert.«

Er gab den Kindern mit auf den Weg, niemals zu vergessen, dass sie einzigartig und kostbar sind, und mahnte, immer darauf achtzugeben, gut zu sich selbst zu sein.

»Liebe deinen Nächsten so wie dich selbst. Es kommt darauf an, dass du dich selbst lieb hast und beschützt, erst dann bist du frei, dann kannst du Liebe annehmen und andere wirklich lieben«, beendete er seine Rede, und ein Gospelchor begann zu singen. Unsere Kinder wirkten berührt, wir Eltern bewegt, ganz im Bann der gesprochenen Worte und der Musik.

Augenblicklich musste ich an die Zeit zurückdenken, in der ich die Diagnose erhielt, innerlich sah ich Momente während der Therapie und war plötzlich wieder mittendrin. Ein sehr wohliges Gefühl des Friedens breitete sich in mir aus. Ich hatte vieles geschafft – vor allem aber, mich selbst zu finden und mit meinem Selbst im Einklang zu leben.

Wo die Liebe beginnt

»Es gibt viele Pfade zur Weisheit, aber jeder beginnt mit einem gebrochenen Herzen«, heißt es bei Leonard

Cohen. Die Liebe – ja, über sie möchte ich kurz erzählen. Ganze Regalreihen füllt sie in Buchhandlungen, und ich habe mir lange überlegt, ob ich sie überhaupt zu einem Thema dieses Buches machen wollte, denn ich würde ihr nie gerecht werden können. So will ich »nur« über die Liebe sprechen, die in uns selbst beginnt, ihre Heilkraft, die ungeahnte Türen für ein Leben in Fülle zu öffnen vermag, und über den gerechten Umgang mit uns selbst. Ich denke, dass erst dann Heilung im allumfassenden Sinn, in ihrer Ganzheit, im Leben und Sterben möglich ist. Erst, wenn wir uns mit uns selbst anfreunden können, die körperliche wie auch die seelische Seite hören und fühlen, sie gedanklich beide erfassen und miteinander verbinden, wenn wir unsere inneren Stimmen wahrnehmen, sie abwägen und versuchen, ihnen gerecht zu werden, wenn eine selbstbewusste und lebensbejahende Sorge um unserer selbst willen zu Tage tritt, dann gelingt meiner Meinung nach – selbstverständlich zumeist Hand in Hand mit der modernen Medizin – ganzheitliche Heilung. Bei allen Themen, die ich in diesem Buch besprochen habe, dreht es sich im Kern um eine wahre Fürsorglichkeit, die wir für uns selbst entwickeln können und sollten. Das Wissen über eine gesunde Ernährung hilft mir nur dann wirklich, wenn ich es in der Umsetzung mit mir selbst, also mit meinen kulinarischen Vorlieben, den Abneigungen gegen bestimmte Lebensmittel, meinem Magen und Darm, meiner Konstitution, meinem eigenen Lebensstil in

Einklang bringen kann. Eine liebevolle umsichtige Fürsorge für unser Leben beginnt maßgeblich in und mit uns selbst. Und ein jeder ist dafür selbst verantwortlich.

Meistens suchen wir die Liebe in der Außenwelt, im anderen – und glauben dort Befriedigung, vielleicht sogar Erfüllung und das Lebensglück zu finden. Auch ich tat dies von Kindesbeinen an. Recht streng erzogen richtete ich mein Leben nach dem Wertebild »Wenn du leistest, bist du wer« aus. Ich erreichte meine selbstgesteckten Ziele, meisterte gut die schulische wie auch berufliche Laufbahn, brachte drei gesunde Kinder zur Welt, war eine gute verantwortungsbewusste Mutter, eine gute Ehefrau, gleichzeitig gut im Halbtagsjob, eine gute freundliche Nachbarin – ja, eine ganz nette gute Frau, strebsam, gepflegt, hübsch, immer gut drauf. Der Spiegel schien perfekt, von vielen Seiten kam das positive Echo. Ich glaubte es zu brauchen, als wäre es ein unabdingbares Lebenselixier. Der Grundsatz »Sei gut, dann bist du liebenswert« durchtränkte mein Leben und war Motor für all mein Denken und Handeln.

Doch dann kam unangemeldet meine Lebensbühne ins Schwanken, sie wurde durch ein gewaltiges Erdbeben bis auf die Grundmauern erschüttert. Von heute auf morgen verlor ich die vermeintliche »Leichtigkeit des Seins«, beide Brüste, meine Haare, für viele Monate mein Zuhause, meinen Job, alles mir Vertraute, und es stellte sich nur noch die Frage: Leben oder

Sterben? Plötzlich stand ich mitten im Chaos, es gab keine Maske und keine Schminke mehr. Nichts passte mehr, der Spiegel zerbrach: Wer war ich? Was ist Leben?

Noch nie in meinem Leben hatte ich mich so einsam gefühlt. Es war ein tiefes vielschichtiges noch nicht gekanntes Weh, das ich spürte. Es schlüpfte in jede meiner Zellen, aus der es gleichsam echote. Alles fühlte sich fremd an – so, als gäbe es keinen inneren Hafen, als hätte es nie ein richtiges eigenes Zuhause in mir gegeben. Das Leben als solches schien mir plötzlich befremdlich.

Hatte ich mich bis zu dieser größten Krise wohl mehr um fremde Dinge bemüht, mich selbst verleugnet, um den Erwartungen und Anforderungen anderer zu entsprechen?

Einmalige und unvergessliche Momente stehen hinter meinen Gedanken, die ich jetzt gerade aufschreibe. Das Umfühlen und Umdenken, eine Neuorientierung, was die vielschichtige und teilweise verworrene Ausrichtung meines eigenen Lebens anbelangt, beschlichen mich manchmal liebevoll sachte, oder sie drängten sich mir gnadenlos heftig in Augenblicken während meiner Erkrankung und in der Nachbehandlung auf. Viele Male war ich der einzelnen Situation kaum gewachsen, denn ich hatte in meinem bisherigen Leben nicht gelernt, große Krisen zu meistern. Gefühle zu hinterfragen, auf Gedanken achtzugeben, mich selbst wertzuschätzen und auf meine innere

Stimme zu hören, Zeit einzufangen, weil sie so kostbar ist, Gedanken zu beobachten und zu lenken sowie Achtsamkeit zu pflegen – das waren für mich Gepflogenheiten, die ich vielleicht später einmal, im hohen Alter, ins Leben einbinden wollte. Wie selbstverständlich hatte ich doch früher immer angenommen, einmal alt zu werden, sicherlich so alt wie meine Großeltern, die alle über neunzig geworden sind. Mit diesem vermeintlich riesigen Sack voller Zeit war ich verschwenderisch gewesen, mit der Kostbarkeit des Lebens ebenso wie mit mir selbst.

Und liebenswert bin ich auch »so«

Niemals wird sich der Augenblick in meiner Erinnerung löschen, als ich kurz vor meinem zweiten Chemokurs erstmalig ohne Haare und ohne Brüste nackt vor dem Spiegel stand und meine verletzte verschüchterte Seele sah. Sie schaute mich direkt aus zwei traurigen Augen an. »Ja, das bist du – das bin ich – das sind wir. Sieh!«, flüsterte sie. Tränen rannen mir in Strömen über die Wangen. Ich sah so zerbrechlich aus – die Augen wirkten übergroß, so ohne Haare auf dem Kopf. Der brustlose Oberkörper so verletzt mit seinen langen Narben. Am liebsten wollte ich mich jetzt in die Arme nehmen und wiegen, wie mein Kind, das ich in die Arme nehmen und trösten würde, wäre es an meiner Stelle.

Diese traurige Situation vor dem Spiegel hatte eine

heilsame Wirkung, so dass ich mich eine ganze Zeit lang fast täglich nackt vor den Spiegel stellte – häufig in Begleitung zahlreicher Tränen. Natürlich hatte ich mich gefragt, ob ich »so« überhaupt noch liebenswert sei. Werden meine Kinder mich »so« annehmen, wird mein Mann mich begehren und lieben können? Bin ich jetzt noch attraktiv und weiblich? Bin ich »so« schön? Durch die Spiegelarbeit bekam ich einen direkten Kontakt mit meinem sonst verborgenen Ich. Es lenkte zaghaft meinen Blick, zunächst auf mein Äußeres: meine Füße zum Beispiel, dann auf meine Knie, die Oberschenkel, ein anderes Mal auf meinen Po, die Hände, meine Fingernägel oder auf meinen Bauch, meine Schulter, mein Gesicht, den Mund, die Nase, die Augen, die Linienführung ... Ich lernte mich sehen und entdeckte daraufhin – auch mit Hilfe von Meditationen – meine Körpersprache, Gestik, Stimme und schließlich mein Inneres, meine Charakterzüge, Bedürfnisse, Neigungen sowie Abneigungen. Ich erspürte und sah, dass mein Ich in seinem ganzen Sein, mit all seinen Stärken und Schwächen unverwechselbar einzigartig und absolut bejahenswert war. Mein Selbst erzählte mir langsam, aber stetig, dass ich auch ohne Brüste und Haare schön, weiblich und vor allem ein ganz liebenswerter Mensch sei. Wir wurden Freunde.

Durch diese Arbeit an mir selbst veränderte sich allmählich meine früher rigide Vorstellung von dem, was einen guten und schönen Menschen ausmacht, und ich entwickelte eine liebevolle Sprache und Haltung zu mir selbst, die auch noch heute gepflegt werden wollen. Nur allzu gut erinnere ich mich zum Beispiel an Momente vor meiner Erkrankung, in denen mich Selbstzweifel bezüglich meines Aussehens plagten. Welche Frau kennt zum Beispiel nicht die Situation beim Kauf von Unterwäsche oder Bademode in der Umkleidekabine, wenn der Spiegel einem gnadenlos alles herzeigt. Manchmal hatte ich dann fluchtartig den für mich schäbigen Ort verlassen und entschieden, erst wieder in Unterwäsche bekleidet in einen Spiegel zu schauen, wenn dieser in bester Qualität und unter optimalen Lichtverhältnissen auch ein optimales Bild von mir darstellen würde.

Doch würde ich eines meiner Kinder in einer Umkleidekabine halbnackt stehen lassen, weil ich an seinem Körper etwas auszusetzen hätte und es nicht mehr sehen wollte? Nein, doch wohl niemals!

Aber nichts anderes hatte ich mit mir selbst getan.

Heute fühle ich, dass eine fürsorglich gepflegte Seele in freundschaftlicher Beziehung mit dem Körper das Älterwerden, aber auch körperliche Gebrechen und Schwächen zu überstrahlen und den Menschen in seiner Ganzheit überaus interessant, anziehend und sinnlich zu zeichnen vermag. Gerade bei einer Brustkrebserkrankung erlebe ich immer wieder Frauen, die mit ihrer körperlichen Veränderung, dem Verlust der Brust, der Narbe oder auch dem Brustaufbau nicht zurechtkommen, sich nicht mehr schön, attraktiv und weiblich finden. Auch wenn der Partner hundert Mal am Tag beteuert, dass sie schön und liebenswert ist und er für sie die Sterne vom Himmel holen würde – die Botschaft kommt nicht an, wenn die Betroffene das selbst nicht so sieht. Meines Erachtens ist die Auseinandersetzung mit dem Selbst, mit der Frage: »Was macht mich wert- und liebevoll?« unerlässlich für die eigene Gesundung und Lebensfreude. Sie kann sich darüber hinaus sehr positiv auf die Partnerschaft, auch hinsichtlich der Sexualität, auswirken.

Weiblichkeit ist doch nicht ausschließlich von den Brüsten abhängig! Sie schwingt in jeder Zelle, in der Stimme, Haltung, Körpersprache, Mimik und Intelligenz einer Frau mit. Ich weiß, dass es gerade heutzutage nicht einfach ist, diesen Blickwinkel einzunehmen oder ihn zu bewahren – in einer Zeit, in der wir uns durch die Vorgaben der Medien allzu schnell unter Druck setzen lassen und ihnen zu folgen versuchen. Der Schönheits- und Anti-Aging-Markt boomt wie noch nie zuvor. Ich halte nichts von der ganzen Beauty-Hysterie, von aufgespritzten Lippen oder gelifteten Gesichtern, vor allem deswegen nicht, weil das Wesentliche, der Charakter, ja das Innerliche, dabei zumeist verschüttet wird. Dabei wäre doch die natürliche Individualität das eigentliche, das wahrhaftige Leben.

Für sich selbst da sein

Manchmal werde ich gefragt, ob meine Einstellung, sich selbst zu lieben, nicht ein wenig narzisstisch sei.

Die Selbstliebe scheint selbst unter den großen Philosophen umstritten gewesen zu sein. Platon verpönte sie als das größte Übel, weil sie den Menschen davon abhielte, gut und gerecht zu anderen zu sein. Sein Schüler Aristoteles widersprach allerdings und wandte ein, dass Gerechtigkeit und aufrichtige Zuwendung zum anderen nur möglich wäre, wenn das rechte Maß an Selbstliebe vorhanden sei. Er erachtete dies als Voraussetzung, um für andere wirklich da zu sein und sie lieben zu können.

Wie vermögen wir auch zu lieben, wenn wir nicht über eine eigene innere liebevolle Fülle verfügen, von der wir abgeben und die wir mit anderen teilen möchten? Woher erhalten wir die Kraft zu lieben, wenn keine Eigenliebe vorhanden ist? Und wie kann ich mich lieben lassen, wenn ich mich selbst nicht mag, nicht lieb habe?

Um mit mir selbst in Verbindung zu bleiben, die unterschiedlichen Bedürfnisse und die jeweilige Bedeutung meiner inneren »Sprachen« zu hören und zu verstehen, habe ich es mit der Zeit gelernt, auf die innere Stimme zu achten, ihr Flüstern auch noch zu hören, wenn sie im allgemeinen Lebens- und Alltagslärm unterzugehen droht.

In meinem ersten Buch beschreibe ich, wie ich die innere Stimme in der für mich wohl ergreifendsten Meditation kennengelernt habe und wir für immer Freunde wurden. Mit ihrer Hilfe vermag ich mir Achtsamkeit zu schenken, Sport zu treiben, mich gesund zu ernähren, mir nicht ständig Perfektion abzuverlangen, sondern auch mal über Fehler zu lachen, mich zu loben oder zu beschenken, wenn mir etwas gut gelungen ist, das kann zum Beispiel ein Stück Schokolade sein, eine Auszeit, ein gutes Buch, ein Kinoabend.

Wenn ich ausreichend für mich selbst Sorge trage, erfahre ich, was mir guttut, entdecke meine eigenen Ressourcen und kann eine Balance für das Leben in all seiner Fülle finden – auch um den Herausforderungen in schlechten Zeiten gewachsen zu sein. Und nur dann kann ich andere wirklich lieben und für sie da sein.

Sicherlich hatte ich auch früher, vor meiner Erkrankung, geliebt, schon damals liebte ich selbstverständlich meine Kinder über alles.

Und doch ist heute meine Zuwendung für andere Menschen eine andere, sie kommt leichter und freudiger aus mir heraus, sie entspringt einem tiefen Bedürfnis, die innere reiche Lebensfülle teilen zu wollen. Sie kommt nicht mehr aus der schmerzhaften einsamen Sehnsucht danach, geliebt und damit »reich gemacht« zu werden. Ich »liebe« nicht mehr, um geliebt zu werden, um Erfüllung zu finden – und ich erlebe, dass Liebe auch ein unwillkürliches Echo ist, wenn wir wirklich lieben, ganz so, wie die Schriftstellerin Ricarda Huch einst sagte: »Die Liebe ist das Einzige, was wächst, wenn wir es verschwenden.«

Jetzt – zehn Jahre danach

Am 13. März letzten Jahres hatte ich genau zehn Jahre überlebt. Überlebt? Das mag dramatisch überheblich, anmaßend, nüchtern oder an dieser Stelle des Buches sogar am Thema vorbeigesagt klingen. Denn ich habe nicht »nur« überlebt. Nein, ich habe gelebt!

Aber es war so: Der Krebs war bis zu jenem Tag nicht mehr zurückgekehrt. Und ich weiß noch sehr genau, dass ich an diesem Tag Furcht verspürte. Furcht oder Ehrfurcht vor dem Leben. Werde bloß nicht übermütig, dachte ich, und bleib bescheiden. So feierte ich diesen besonderen runden »Geburtstag« mit mir allein und in aller Stille. Ich wollte die Dankbarkeit ganz leise und sachte in mich hineinflüstern und die Gnade behutsam wiegen, so dass auch wirklich eine jede meiner Zellen die Botschaft erhielt. Es war genau der Tag, an dem ich das Vorwort zu diesem Buch schrieb.

Viel zu groß ist mein Respekt vor dem Leben, als dass ich lautstark hinaustönen würde, den Krebs besiegt zu haben. Er ist da – jeden Tag aufs Neue. Jeden Morgen, wenn ich aufwache, erinnert mich das Leben daran, wie kostbar, einzig, augenblicklich und zerbrechlich es ist. Ich hatte Krebs, und das werde ich niemals aus meinem Sein löschen können. Wenn ich zu den Nachuntersuchungen in die Klinik gehe, spüre ich jedes Mal, auch heute noch, die Nervosität meines Onkologen. Er will keinen schlechten Befund, er will, dass ich gesund bleibe. Manchmal frage ich mich, wer eigentlich nervöser ist, er, mein Arzt, oder ich?

Ja, warum habe ich eigentlich überlebt? Gaben die Ärzte mir damals doch nur noch so wenig Lebenszeit. Und warum überleben andere nicht, die vielleicht sogar eine bessere Ausgangssituation hatten als ich? Ich weiß es nicht – vielleicht spielen das Lebensschicksal und das Glück eine Rolle? Die Therapie? Vielleicht mein Wissen darüber, was und wie ich mir Gutes tun kann, und das ich dann auch umzusetzen vermag? Oder die vielen Entscheidungen, die ich täglich für das Leben treffe? Vielleicht wirkt auch alles zusammen wie ein wahrhaftig lang währendes Bündnis der Liebe, das den Krebs in Schach zu halten vermag?

Noch gibt es keine Antworten auf diese Fragen. Vor allem die Medizin steckt hier noch in den Kinderschuhen und kapituliert, wenn wir wirklich wissen wollen. Trotzdem – oder gerade deswegen – habe ich dieses Buch geschrieben. Wir haben das Leben, jetzt gerade, in diesem Augenblick, auch maßgeblich selbst in unserer eigenen Hand und beeinflussen somit das Morgen und Übermorgen. Wir können mitbestimmen, es lenken und reich werden lassen.

Nach meiner anfänglich verzweifelten und sehr ungeduldigen Suche, den Leitfaden für Gesundheit, ja Lebenssicherheit zu finden, habe ich im Laufe der Zeit erfahren, dass ich am Leben vorbeilebe, wenn ich es festzuzurren versuche. Es ging letztendlich vielmehr darum, mir wirklich etwas Gutes im Jetzt zu tun. Die Freude am Leben, Neugier, Wissensdurst, Expertenmeinungen, fürsorgliche und erfahrene Ärzte, meine Erfahrungen und Erkenntnisse, das alles bereitete mir schließlich Tag für Tag einen Pfad, auf dem zu gehen – wie in diesem Buch in den einzelnen Kapiteln beschrieben – mir seelisch wie auch körperlich Stärke, Kraft, Freude und Wahrhaftigkeit schenkt. Ich gewinne sie immer wieder von neuem. Dieser Pfad ist keineswegs geradlinig, sondern abenteuerlich und kurvenreich. Manchmal fordert er mich auf zu rennen oder zu hüpfen, zu tanzen oder auch zu rasten. Manchmal verlangt er Langsamkeit. Fast immer will er Disziplin, und immer will er meine Achtsamkeit. Und wenn ich auf mich achtgebe, dann wird es mir auf ihm auch niemals langweilig und er mag gleich schon wieder etwas anders aussehen als noch einen Moment zuvor.

Natürlich ist dieser Pfad keine Garantie dafür, dass der Krebs nicht wiederkehrt. Darum geht es mir auch gar nicht (mehr), denn es gibt eine solche Garantie nicht. Auf diesem Pfad gelingt es mir aber, dem Krebs davonzuleben. Nicht der Krebs, sondern das Leben selbst ist Dreh- und Angelpunkt meines Seins, das ich beeinflussen und für mich so wertvoll werden lassen kann. Zu jedem Zeitpunkt habe ich die Möglichkeit, mich für das Leben zu entscheiden. Und natürlich gab und gibt es auch weiterhin Krisen, Rückschläge, große Ängste und Traurigkeit. Aber ich denke, dass Leben ohne diese gegensätzlichen Pole unmöglich ist. Das würde Stillstand bedeuten und wäre wider die Natur.

Heute weiß ich, dass es für meine damaligen Herzensfragen »Werde ich gesund?«, »Darf ich erleben, wie meine Kinder groß werden?« keine absoluten und vor allem keinerlei schnelle Antworten gibt. Wie groß war doch die Ungeduld meines Herzens gewesen! Aber niemand, kein Arzt, kein Professor, kein Pfarrer, kein Mensch auf dieser Welt weiß, was morgen sein wird. Doch waren es genau diese Fragen, die mir so weh getan hatten. Gerade wenn alles schön, die Liebe so groß war, meine Kinder zum Beispiel morgens in mein Bett krabbelten und mit mir kuschelten, dann übermannte mich eine unsägliche Traurigkeit und dann wollte ich den Augenblick festhalten und wünschte mir nichts sehnlicher, als zu leben, zu leben und nochmals zu leben.

Ich musste lernen, das Nichtwissen auszuhalten, den Augenblick einzufangen und zugleich fließen zu lassen. Wie Rainer Maria Rilke in seinem Gedicht »Geduld« so trefflich geschrieben hat, sollte man Geduld haben gegen das Ungelöste im Herzen und versuchen, die Fragen selbst lieb zu haben, ja diese zu leben. Vielleicht lebt man dann eines Tages in die Antwort hinein.

Und wenn ich in die Zukunft schaue, die ich ja nicht voraussehen kann, dann wünsche ich mir aber, alt zu werden. Vielleicht über neunzig, so wie meine Großeltern. Ich stelle mir vor, dass ich später einmal hochbetagt auf einer Parkbank sitzend mit meinem Liebsten an meiner Seite über alte Zeiten plaudern werde.

Aber jetzt backe ich erst mal ein paar Pfannekuchen.

Anmerkungen

1 Bundesinstitut für Risikobewertung (BfR) Nr. 039/2007, 29. Oktober 2007

2 Hier sei zum Beispiel das Buch von Jane Plant, »Das Leben in deiner Hand«, genannt, das ich allerdings sehr kritisch zu lesen empfehle.

3 veröffentlicht im *International Journal of Cancer*, 2001

4 Die Studie von Kleeberg et al., die in Zusammenarbeit mit der Deutschen Krebsgesellschaft erfolgte, wurde im Februar 2004 im *European Journal of Cancer* veröffentlicht, EJC 40/3, Seite 390-402

5 Xenobiotica 38(6), Seite 559–573

6 SELECT-Studie, JAMA 2009, sowie Physician's Health Study, JAMA 2008

7 Anwendungsbeobachtung mit dem Enzym-Selen-Lektin-Präparat Equizym® am Institut zur wissenschaftlichen Evaluation naturheilkundlicher Verfahren, Universität zu Köln

8 Breast Care, 2009

9 Pressemitteilung Nr. 22, Deutsches Krebsforschungszentrum (dkfz), 17. April 2008,
www.dkfz.de/de/presse/pressemitteilungen/archiv.html

10 Weitere Informationen zu Vitamin D finden Sie unter:
www.ganzheits-medizin.de/vitamin-d/ sowie zu Verdauungsstörungen unter www.reiz-darm-syndrom.de/blaehungen-diagnostik

11 www.krebsgesellschaft-nrw.de

12 siehe Internetseite des Deutschen Krebsforschungszentrums:
www.krebsinformationsdienst.de/themen/risiken/stress.php

Literatur

Baumann, Freerk und Schüle, Klaus: *Bewegungstherapie und Sport bei Krebs*, Deutscher Ärzte-Verlag, Köln 2008

Baumann, Freerk: *Die Macht der Bewegung*, Irisiana Verlag, München 2009

Béliveau, Richard und Gingras, Denis: *Krebszellen mögen keine Himbeeren*, Kösel Verlag, März 2007

Berg, Lilo: *Wissen gegen die Angst*, Goldmann Verlag, 2002

Beuth, Josef: *Krebs ganzheitlich behandeln*, Trias Verlag, 2007

ders.: *Gut durch die Krebstherapie*, Trias Verlag, 2009

Goldmann-Posch, Ursula und Rita Rosa Martin: *Überlebensbuch Brustkrebs*, Schattauer Verlag, 2009

Hübner, Jutta: *Komplementäre Onkologie*, Schattauer Verlag, 2008

Irmey, György: *Heilimpulse bei Krebs*, Haug Verlag, 2007

Kabat-Zinn, Jon: *Gesund durch Meditation*, Fischer Verlag, 2008

Kienle, Gunver Sophia und Kiene, Helmut: *Die Mistel in der Onkologie*, Schattauer Verlag, 2003

Kübler-Ross, Elizabeth und David Kessler: *Geborgen im Leben*, Knaur Verlag, 2003

Laskow, Leonard: *Heilende Energie*, Irisana Verlag, 1995

Lerner, Michael: *Krebs – Wege zur Heilung*, Piper Verlag, 2001

Ornish, Dean: *Heilen mit Liebe*, Mosaik Verlag, 2001

Rinpoche, Sogyal: *Das Tibetische Buch vom Leben und vom Sterben*, Otto Wilhelm Barth Verlag, 1998

Robbins, Anthony: *Das Robbins Powerprinzip*, Ullstein Verlag, 2004

Schmid, Wilhelm: *Mit sich selbst befreundet sein*, Suhrkamp Verlag, 2007

Schmiedel, Volker: *Natürlich gesund!*, Haug Verlag, 2009

Servan-Schreiber, David: *Das Antikrebs-Buch*, Kunstmann Verlag, 2008

ders.: *Die Neue Medizin der Emotionen*, Goldmann Verlag, 2006

Siegel, Bernie: *Prognose Hoffnung*, Ullstein Verlag, 2003

ders.: *Mit der Seele heilen*, Ullstein Verlag, 2001

Simonton, O. Carl et al.: *Wieder gesund werden*, Rowohlt Verlag, 2001

Thich Nhat Hanh: *Das Wunder der Achtsamkeit*, Theseus Verlag, 2002

Nützliche Adressen bei Krebs – eine Auswahl

Therapie, Forschung und Beratung

Arbeitsgemeinschaft Gynäkologische Onkologie (AGO)
Tel.: 0345/577-1847
Internet: www.ago-online.de

Arbeitsgemeinschaft Internistische Onkologie (AIO)
Geschäftsstelle, Tel.: 030/3229-32933
Internet: www.aio-portal.de

Deutsche Fatigue Gesellschaft e.V. (DfaG)
Maria-Hilf-Straße 15
50667 Köln
Tel.: 0221/9311596
Internet: www.deutsche-fatigue-gesellschaft.de

Deutsche Krebshilfe e.V.
Buschstr. 32
53113 Bonn
Tel.: 0228/72990-0
Internet: www.krebshilfe.de

Deutsche Krebsgesellschaft e.V.
Tiergartentower
Straße des 17. Juni 106–108
10623 Berlin
Tel.: 030/32293-2900
Internet: www.krebsgesellschaft.de

Deutsches Krebsforschungszentrum
Im Neuenheimer Feld 280
69120 Heidelberg
Tel.: 06221/42-0
Internet: www.dkfz.de

Schweizerische Krebsliga
Postfach 8219
3001 Bern
Tel.: 031/3899100
Internet: www.swisscancer.ch

**Österreichische Krebshilfe –
Krebsgesellschaft**
Wolfengasse 4
1010 Wien
Tel.: 01/7966450
Internet: www.krebshilfe.net

German Breast Group (GBG)
Tel.: 06102/7480-0
Internet: www.germanbreastgroup.de

Krebsinformationsdienst KID
Im Neuenheimer Feld 280
69120 Heidelberg
Tel.: 0800/420-3040
Kostenloser Anruf von 8 bis 20 Uhr
Internet: www.krebsinformationsdienst.de

Gesellschaft zur Förderung der ambulanten Krebstherapie
Engelbertstr. 42
50674 Köln
Tel.: 0221/246903
Internet: www.forum-krebstherapie.de

Deutsche Gesellschaft für Ernährung e.V.
Godesberger Allee 18
53175 Bonn
Tel.: 0228/3776600
Internet: www.dge.de

Vereinigung der Deutschen Plastischen Chirurgie
Langenbeck-Virchow-Haus
Luisenstraße 58–59
10117 Berlin
Tel.: 030/28004450
Internet: www.plastische-chirurgie.de

Krebskranke Eltern und ihre Kinder

Rexrodt von Fircks Stiftung für krebskranke Mütter und ihre Kinder
Bendenkamp 98
40880 Ratingen
Tel.: 02102/52 85 49
Internet: www.rvfs.de

Projekt »gemeinsam gesund werden«
der Rexrodt von Fircks Stiftung
Rehabilitation für an Brustkrebs erkrankte Mütter
und ihre Kinder
Klinik Ostseedeich
Deichweg 1
23743 Grömitz
Tel.: 04562/25 34 05
(Anmeldung und Beratung)
Internet: www.klinik-ostseedeich.de oder
www.gemeinsam-gesund-werden.de

Mutter-Kind-Hilfswerk e. V.
Millberger Weg 1
94152 Neuhaus am Inn
Tel.: 08503/91 49-0
Internet: www.mutter-kind-hilfswerk.de

Flüsterpost e.V.
Unterstützung für Kinder krebskranker
Eltern
Kaiserstraße 56
55116 Mainz
Tel.: 06131/5548-789
Internet: www.kinder-krebskranker-eltern.de

Hilfe für Kinder krebskranker Eltern e.V.
Güntherstraße 4a
60528 Frankfurt
Tel.: 069/67724504
Internet: www.hilfe-fuer-kinder-krebskranker.de

COSIP-Beratungsstelle für Kinder körperlich kranker Eltern
Universitätsklinik Hamburg-Eppendorf
Martinistraße 52
20246 Hamburg
Tel.: 040/42803-2230

Schmerzbehandlung

Deutsche Schmerzliga e.V.
Adenauerallee 18
61440 Oberursel
Tel.: 0700/375375375
Internet: www.dsl-ev.de

Informationsdienst Krebsschmerz
Im Neuenheimer Feld 280
69120 Heidelberg
Tel.: 06221/42 20 00
Internet: www.ksid.de/main.htm

Bundesverband Deutsche Schmerzhilfe e.V.
Sietwende 20
21720 Grünendeich
Tel.: 04142/81 04 34
Internet: www.schmerzhilfe.de

**Naturheilverfahren und
komplementäre Therapie**

**Berufsverband der Yogalehrenden in
Deutschland e.V.**
Jüdenstr. 37
37073 Göttingen
Tel.: 0551/79 77-4 40
Internet: www.yoga.de

Dachverband Geistiges Heilen e.V.
Geschäftsstelle Heidelberg
Steigerweg 55
69115 Heidelberg
Tel.: 06221/16 96 06
Internet: www.dgh-ev.de/expert.html

Deutsche Gesellschaft für Orthomolekulare Medizin e.V.
(DGOM e.V.)
Nord Carree 9
40477 Düsseldorf
Tel.: 0211/58 00 26 46
Internet: www.dgom.de

Deutscher Zentralverein homöopathischer Ärzte e.V.
Am Hofgarten 5
53113 Bonn
Tel.: 0228/63 92 39
Internet: www.homeopathy.de

Gesellschaft Anthroposophischer Ärzte in Deutschland e.V.
Roggenstr. 82
70794 Filderstadt
Tel.: 0711/7 79 97 11

Gesellschaft für Biologische Krebsabwehr (GfBK)
Voßstr. 3
69115 Heidelberg
Tel.: 06221/13 80 20
Internet: www.biokrebs.de

Institut zur wissenschaftlichen Evaluation naturheilkundlicher Verfahren an der Universität zu Köln
Joseph-Stelzmann-Str. 9, Gebäude 35a
50931 Köln
Prof. Dr. Josef Beuth
Tel.: 0221/478-6414
Internet: www.medizin.uni-koeln.de/institute/iwenv/

Internationale Gesellschaft für chinesische Medizin e.V.
Geschäftsstelle München
Franz-Josepha-Str. 38
80801 München
Tel.: 089/388-880-31
Internet: www.tcm.edu

Zentralverband der Ärzte für Naturheilverfahren
Am Promenadenplatz 1
72250 Freudenstadt
Tel.: 07441/9185816

Soziale, psychologische u.a. Hilfen

Deutsche Arbeitsgemeinschaft für Psychosoziale Onkologie e.V.
Kardinal-von-Galen-Ring 10
48149 Münster
Tel.: 0251/8356889
Internet: www.dapo-ev.de

**Deutscher Hospiz- und
Palliativ-Verband e.V.**
Aachener Straße 5
10713 Berlin
Tel.: 030/83 22 38 93
Internet: www.hospiz.net

Selbsthilfeorganisationen

Arbeitskreis der Pankreatektomierten e.V.
Krefelder Str. 3
41539 Dormagen
Tel.: 02133/4 23 29
Internet: www.adp-dormagen.de

Breast Cancer Aktion Germany
Schillerpromenade 23
12049 Berlin
Internet: www.bcation.de

Bremer Arbeitskreis Brustkrebs
Am Schwarzen Meer 101–105
28502 Bremen
Tel.: 0421/6 36 28 24
Internet: www.arbeitskreis-brustkrebs.de

Brustkrebs-muenchen e.V.,
Brustkrebs Deutschland e.V.
Charles-de-Gaulle-Str. 6
81377 München
Tel.: 089/4161-9800
Internet: www.brustkrebs-muenchen.de
www.brustkrebsdeutschland.de

Bundesorganisation Selbsthilfe Krebs e.V.
Universitätsklinikum Charité
Campus Virchow-Klinikum
Augustenburger Platz 1
13353 Berlin
Tel.: 030/450578306
Internet: www.selbsthilfe-krebs.de

Bundesverband der Kehlkopflosen e.V.
Annaberger Str. 231
09120 Chemnitz
Tel.: 0371/221118
Internet: www.kehlkopflosenbundes-verband.de

Bundesverband Prostatakrebs Selbsthilfe e.V.
Postfach 101125
30983 Gehreden
Tel.: 05108/926646
Internet: www.prostatakrebs-bps.de

Deutsche ILCO e.V.
Die Deutsche Vereinigung der Stomaträger
(Menschen mit künstlichem Darmausgang oder
künstlicher Harnableitung)
Postfach 1265
85312 Freising
Tel.: 08161/93 43 01
Internet: www.ilco.de

Deutsche Leukämie- und Lymphom-Hilfe e.V.
Tel.: 0228/3 90 44-0
Internet: www.leukaemie-hilfe.de

Europa Donna
Ottostr. 14
28101 Bremen
Internet: www.europadonna.de

Frauenselbsthilfe nach Krebs e.V., Haus der Selbsthilfe
Thomas-Mann-Str. 40
53111 Bonn
Tel.: 0228-3 38 89-4 00
Internet: www.frauenselbsthilfe.de

Kombra-Kompetenztraining für Brustkrebs-Aktivistinnen
Postfach 1565
21455 Reinbek
Tel.: 040/7 20-54 91

Kombra Netzwerk e.V.
Klosterstieg 22
20149 Hamburg
Internet: www.kombra.org

Komen Deutschland e.V.
Verein für die Heilung von Brustkrebs
Hoffmanns Höfe
Heinrich-Hoffmann-Str. 3
60528 Frankfurt
Tel.: 069/678 65 38 16
Internet: www.komen.de

**Mamazone – Frauen und Forschung gegen
Brustkrebs e.V.**
Postfach 310220
86063 Augsburg
Tel.: 0821/52 13-1 44
Internet: www.mamazone.de

**Nationale Kontakt- und Informationsstelle zur
Anregung und Unterstützung von Selbsthilfe-
gruppen, NAKOS**
Albrecht-Achilles-Straße 65
10709 Berlin
Tel.: 030/8 91 40 19
Internet: www.nakos.de

Onko-Gyn – Förderverein für Frauen mit Gynäkologischen Krebserkrankungen e.V.
Veilchenstr. 26
76571 Gaggenau
Tel.: 07225/7 36 40

Selbsthilfe-Bund Blasenkrebs e.V.
Quickborner Str. 75
13439 Berlin
Tel.: 030/35 50 85 17
Internet: www.harnblasenkrebs.de

WIR ALLE – Frauen gegen Brustkrebs e.V.
Goltsteinstr. 59
50986 Köln
Tel.: 0221/3 40-56 28
Internet: www.wiralle.de

Internet-Adressen

Bundesversicherungsanstalt für Angestellte BfA
Internet: www.bfa-berlin.de

ECL Association of European Cancer Leagues
Liisankatu 21 B
00170 Helsinki
Tel.: +358 91 3 53 32 38
Internet: www.ecl.uicc.org

American Cancer Society
Großes Informationsangebot der amerikanischen
Krebsgesellschaft
Internet: www.cancer.org

National Cancer Institute
Umfassende Daten, vor allem zu Brustkrebs
Internet: www.cancernet.nci.nih.gov

Krebs-Kompass
Volker Karl Oehlrich-Gesellschaft e.V.
Informationen und Adressen, die weiterhelfen,
Chat für Patienten und Angehörige
Internet: www.krebs-kompass.de

**INKA Informationsnetz für Krebspatienten und
Angehörige**
Informationen und Adressen, die weiterhelfen,
Chat für Patienten und Angehörige
Internet: www.inkanet.de

Krebswörterbuch
Hilfreich für Laien, die medizinische Ausdrücke
verstehen wollen
Internet:
www.pathologie-fuerth.de/Krebs/glossar.html

Annette Rexrodt von Fircks

… und tanze durch die Tränen

Auf dem Weg zur Heilung

ISBN 978-3-548-36374-5
www.ullstein-buchverlage.de

Zwei Jahre nach der Krebserkrankung hebt der Verdacht auf Knochenmetastasen das Leben von Annette Rexrodt von Fircks und das ihrer Familie erneut aus den Angeln. Sie überlebt acht Operationen und verbringt ein Jahr fast nur in Kliniken. Mit bewundernswerter Geduld setzt sie sich mit den Problemen ihrer lebensbedrohlichen Situation auseinander, sucht immer wieder nach Strategien und Lösungen auf dem Weg, gesund zu werden … und schafft es schließlich!

»Dieses Buch wird vielen Menschen neue Hoffnung geben.« *Hamburger Abendblatt*

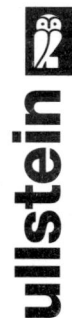

US191

Jennifer Cranen

Ich will nicht, dass ihr weint

Das Krebstagebuch der 16-jährigen Jenni

ISBN 978-3-548-37335-5
www.ullstein-buchverlage.de

»*Ich will nicht, dass ihr weint und um mich trauert, sondern mit einem Glas Sekt darauf anstoßt, dass ich nun endlich alles überstanden habe. Denkt nur daran, dass es mir gutgeht, und vergesst das Trauern.*«

Jenni Cranen ist fünfzehn, als sie erfährt, dass sie Krebs hat. Nach dem ersten Schock nimmt sie den Kampf gegen die Krankheit auf. Vierzehn Monate lang steht sie tapfer ihre Therapie und die Schmerzen durch. Doch Jenni verliert den Kampf gegen den Krebs und stirbt mit nur 16 Jahren. Während dieser Zeit hat sie Tagebuch geschrieben und erzählt von ihren Erlebnissen, ihrer Angst, aber auch von ihren Hoffnungen und von ihrer unbändigen Liebe zum Leben. Ein berührender Bericht.

»Ein erschütterndes Tagebuch!« *Bild*

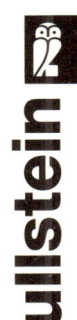

ullstein

US342

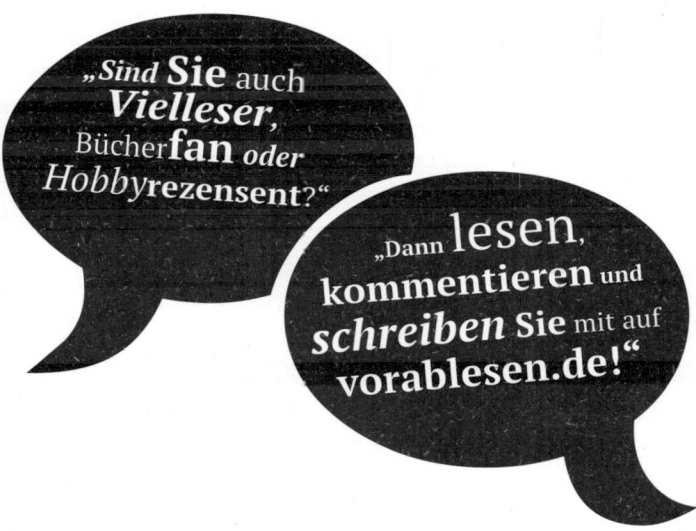
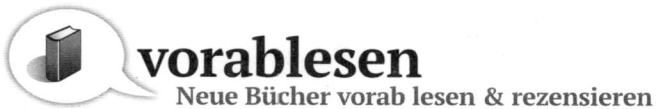